Lena Brandenburg

# BABYBREI REZEPTE KOCHBUCH

Vorkochen, Einfrieren, Entspannen – Babynahrung selbst gemacht mit 200 nahrhaften und schmackhaften Rezepten. Beikost für eine gesunde Ernährung

# Inhaltsverzeichnis

# DER RATGEBER FÜR WERDENDE UND FRISCH GEBACKENE ELTERN

Irgendwann ist es bei fast jedem verliebten Pärchen so weit. Wenn man die Zukunft denkt, wird auch der Wunsch nach einem gemeinsamen Kind immer stärker. Die Familie gehört für den Großteil der Menschen immer noch zu den wichtigsten Dingen im Leben. Und das ist auch gut so. Die Familie, beziehungsweise die Beziehung zwischen Eltern und Kindern, ist die stärkste Bindung, die wir Menschen eingehen können. Ein Kind ist einfach ein Teil von dir und wird es auch immer sein. Wenn du in froher Erwartung bist, gibt es sicher einiges, was dir im Kopf herumgeht. Wird dein Kind gesund zur Welt kommen? Wirst du es schaffen, deinem Kind die Liebe zu geben, die es braucht? Diese und andere Fragen rund um dein Baby werden dir die ein oder andere schlaflose Nacht bescheren. So war es jedenfalls auch bei mir.

Was mich jedoch mit am meisten beschäftigte, war die Frage, wie es nach dem Stillen weitergehen sollte. Denn Ernährung ist ein Thema, mit dem sich jeder Mensch tagtäglich auseinandersetzen muss. In unserer heutigen Überflussgesellschaft bekommen wir immer alles, was wir wollen. Nahrung begegnet uns überall, an jeder Ecke. Und sind wir mal ehrlich, nicht immer geben wir unserem Körper das, was er braucht. Nein, wir füttern uns zu oft mit Dingen, die nicht gut für uns sind. Viele Nahrungsmittel können uns sogar krank machen, ohne dass es uns wirklich bewusst ist. Dazu gehören vor allem Fertiggerichte, die mit allerlei Zusätzen versehen sind. Natürlich schmecken diese Lebensmittel gut und das sollen sie auch, denn die Menschen sollen es kaufen. Aber gut für uns sind sie trotzdem nicht.

Diesen Fehler wollte ich bei meinen eigenen Kindern nicht begehen. Schließlich sollten die Kleinen zum einen ein gesundes Essverhalten entwickeln und zum anderen die Nahrungsmittel so kennenlernen, wie sie tatsächlich schmecken. Deshalb entschloss ich mich dazu, die Beikost nicht fertig im Supermarkt zu kaufen, sondern sie selbst zuzubereiten. Es war das Beste, was ich für die Entwicklung meiner Kinder tun konnte. Natürlich gab es anfänglich einige Schwierigkeiten, aber mit einiger Recherche und ein Paar hilfreichen Tipps befreundeter Mamis wurde die Zubereitung der Beikost für mich zur Selbstverständlichkeit. Allerdings hätte mir ein Ratgeber, in dem ich nützliche Informationen rund um gesunde Ernährung für mein Baby, die Sache deutlich erleichtern können. Auch die Suche nach abwechslungsreichen Rezepten für die unterschiedlichen Altersstufen im ersten Lebensjahr des Babys war nicht immer leicht. Denn schließlich wollte ich meinen Kindern Nahrungsvielfalt bieten und nicht jeden Tag denselben langweiligen Babybrei. Diese Tatsache hat mich dazu bewogen, meine Erfahrungen mit dir zu teilen. Ich möchte, dass dich dieses Buch dabei unterstützt, deinem Kind das Beste im Gläschen zu bieten. Es soll dir ein hilfreicher Ratgeber bei all deinen Frage und Rezepte-Sammlung zugleich sein. Das Wissen aus diesem Buch verschafft dir die perfekte Grundlage, um dein Kind in seiner gesunden Entwicklung zu unterstützen. So kannst du deinem Kind auch in den ersten Lebensmonaten genau das geben, was es braucht.

Neben diesem Buch ist dein bester Ratgeber jedoch auch deine elterliche Intuition. Wenn du das Gefühl hast, dass etwas deinem Baby nicht guttut, dann ist das auch so. Höre auf dein Bauchgefühl. Und wenn du dir nicht sicher bist, dann schlage hier die richtige Seite auf. Ich wünsche dir viel Spaß beim Lesen und hoffe, dass ich dir mit meinen Erfahrungen in dieser spannenden Zeit eine große Hilfe sein kann.

# DIE WICHTIGSTEN INFOS ZUR BEIKOST

Babys entwickeln sich in den ersten Lebensmonaten rasend schnell. Kaum sind sie geboren, heben sie ihr Köpfchen oder drehen sich selbstständig auf den Bauch. Du wirst feststellen, dass du jeden Tag eine kleine Veränderung an deinem Baby bemerken wirst. Nach einer Weile wirst du dich sicherlich fragen, wann der beste Zeitpunkt ist, um mit der Beikost zu beginnen.

Eine Sache möchte ich vorneweg klarstellen. Jedes Baby entwickelt sich in seinem eigenen Tempo. Wann genau also der Zeitpunkt für die Beikost gekommen ist, kannst du nicht an einem Datum festmachen. Allerdings solltest du dir etwa ab dem 5. Lebensmonat Gedanken über die Beikost machen. Denn in diesem Zeitraum bereitet sich der kleine Körper auf die erste feste Nahrung vor.

Innerhalb des ersten Lebensjahres soll sich dein Baby nicht komplett von Beikost ernähren, es soll lediglich eine Ergänzung beziehungsweise ein Übergang vom Stillen zur festen Nahrung sein. Du gewöhnst also dein Kind Step by Step an die Beikost, bis du jede Milchmahlzeit durch Beikost ersetzen kannst.

## WANN IST DEIN BABY BEREIT?

Wenn du dein Kind intensiv beobachtest, dann werden dir gewisse Signale auffallen, die auf die Bereitschaft deines Babys hindeuten, feste Nahrung zu sich zu nehmen. In der Regel ist dein Kind für Beikost bereit, wenn

- Das erste Zähnchen durchgebrochen ist.
- Dein Kind sein Köpfchen ohne Hilfe halten kann.
- Es Kaubewegungen macht, sobald es dich beim Essen beobachtet.
- Der Zungenstoßreflex eingesetzt hat.
- Der Pinzettengriff bei deinem Kind gut funktioniert und generell die Feinmotorik entwickelt ist.
- Dein Kind mit der ganzen Hand oder dem Pinzettengriff Dinge greifen und zum Mund führen kann.
- Dein Baby den Löffel in den Mund nimmt.
- Es aufrecht sitzt.
- Generell Interesse an Essen da ist.

Falls dein Baby noch keinerlei Anstalten macht, feste Nahrung essen zu wollen, ist das auch kein Grund zur Besorgnis. Jedes Kind hat sein eigenes Tempo bei der Entwicklung. Mach nicht den Fehler und zwinge dein Kind zur Beikost. Dreht es den Kopf weg, sobald du es mit dem Löffel füttern willst, ist es einfach nicht bereit. Starte einfach nach einer Weile den nächsten Versuch. Irgendwann ist jedes Baby so weit. Ist dein Baby schon vor dem 5. Lebensmonat an Beikost interessiert, dann zögere nicht und biete ihm das erste Gläschen einfach an.

## DER ERSTE BREI – WELCHE ZUTATEN SICH EIGNEN

Zur Einführung der Beikost eignet sich mittags ein Gemüsebrei. Damit es deinem Baby auch schmeckt, eignet sich hierfür ein Brei aus Möhren oder Pastinaken. Diese sind von Natur aus etwas süßlich. Mache den ersten Brei nicht zu fest, sondern lieber etwas flüssiger. Ist der Brei zu dick, verdünne ihn mit Wasser oder etwas Apfelsaft. Auch solltest du darauf achten, den Brei wirklich sehr fein zu pürieren. Dein Baby könnte sich sonst an den Klumpen verschlucken oder würgen.

Wenn es mit dem Gemüsebrei in den ersten zwei Wochen gut klappt, kannst du ergänzend Kartoffeln zum Gemüse dazugeben. Auch hier musst du darauf achten, dass der Brei wirklich sehr fein püriert ist. Diese Gemüse-Kartoffel-Kombination gibst du deinem Kind immer mittags etwa 2 Wochen lang zu essen. Bis zum Ende dieser zwei Wochen sollte die Mahlzeit aus 50g Kartoffeln und 100g Gemüse bestehen.

Im dritten Schritt fügst du zu Gemüse und Kartoffeln noch 30g Fleisch sowie ein Esslöffel Rapsöl hinzu. Damit wird der Eisenbedarf deines Babys perfekt abgedeckt. Als vegetarische Alternative zum Fleisch kannst du auch 10g Haferflocken oder Hirse in den Brei mischen. Das sollte allerdings nicht die Regel sein. Für den Vitaminbedarf deines Babys gibst du noch etwas Obstmus oder Saft in den Brei.

Nimmt dein Baby die Mittagsmahlzeit gut an, ist es an dir, die Mahlzeiten mit unterschiedlichen Gemüsen und Fleisch zu kombinieren. So kannst du deinem Kind die Nahrungsmittelvielfalt vermitteln.

### Hier noch ein kleiner Tipp:

Wenn du deinem Kind Gerichte mit Bananen, Avocado oder Melone anbietest, solltest du diese bei der Vorbereitung nicht mit hineinmischen, wenn du die Mahlzeit einfrieren willst. Der Geschmack verändert sich, die Mahlzeit wird sauer oder sogar bitter. Deshalb diese Lebensmittel kurz vor dem Füttern in die aufgewärmte Mahlzeit hineinrühren.

## FIX UND FERTIG ODER DOCH LIEBER SELBER MACHEN?

Sicher, verschiedene Gläschen mit fertiger Babynahrung im Handel kaufen und dann nur noch erwärmen ist einfach und unkompliziert. Außerdem werden für jede Altersgruppe Gläschen mit unterschiedlichen Nahrungsmitteln angeboten. Da sie für Babys sind, können die fertigen Gläschen auch nicht schlecht sein, oder?

Leider doch. Wenn du dir die Zutatenliste einiger Fertig-Gläschen genauer ansiehst, wird dir auffallen, dass in vielen Gläschen unnötige Fette und sogar Zuckerzusätze zu finden sind. Zucker ist vor allem in fertigem Milch- und Getreidebrei aus dem Handel.

Bereitest du hingegen die Mahlzeiten für dein Kind selbst zu, weißt du genau, was in der Beikost enthalten ist. Du bestimmst, was dein Baby zu sich nimmt und was nicht. Du hast also die volle Kontrolle. Treten bei deinem Kind Unverträglichkeiten oder Allergien auf, kannst du dem Kinderarzt mit 100%iger Sicherheit sagen, was dein Kind zu sich genommen hat und so die Ursache schneller feststellen.

Glaub mir, auch ein selbstgemachter Brei geht schnell und ist sehr unkompliziert zuzubereiten. Wenn du schon ein paar Gläschen vorbereitet hast, musst du diese ebenfalls nur noch aufwärmen.

# VITAMINE UND NÄHRSTOFFE – WAS DEIN BABY BRAUCHT

Bei der Ernährung deines Babys musst du vor allem auf eine abwechslungsreiche, ausgewogene Ernährung achten. Nur so kannst du sicherstellen, dass dein Baby alle wichtigen Mineralstoffe und Spurenelemente zu sich nimmt, die es für eine gesunde Entwicklung benötigt. Ein Baby hat je nach Entwicklungsphase einen höheren Energiebedarf als ein Erwachsener. So kann es sein, dass dein Baby in einer dieser Phasen besonders viel Eiweiß braucht oder mehr Vitamine, wenn es erkältet ist. Es gibt allerdings 14 sehr wichtige Vitamine, Mineralstoffe und Spurenelemente, die du deinem Kind auf keinen Fall vorenthalten solltest. Sie sind ausschlaggebend für die Körperfunktionen und das Wachstum deines Kindes.

### 1. Eisen

Für alle Stoffwechselvorgänge, die Gehirnentwicklung sowie die Blutbildung ist Eisen besonders wichtig. Enthalten ist Eisen vor allem in rotem Fleisch und eisenhaltigen Gemüsen und Getreide.

### 2. Vitamin C

Es hilft dem Körper dabei, Eisen besser aufzunehmen. Des Weiteren ist Vitamin C wichtig für das Immunsystem. Vor allem in Obst, wie beispielsweise Orangen, Äpfeln, Tomaten oder Birnen ist Vitamin C enthalten.

### 3. Kalzium

Zu den wichtigsten Kalziumlieferanten zählen Milch und alle Milchprodukte. Auch in Vollkornprodukten, Sesam, Karotten, Mandeln und Kokosnuss ist viel Kalzium enthalten. Es wird für den Knochenaufbau, die Blutgerinnung und für verschiedene Stoffwechselvorgänge gebraucht.

### 4. Omega-3 Fettsäuren

Der Körper deines Babys benötigt die ungesättigten Omega-3 Fettsäuren für die unterschiedlichsten Prozesse im Körper, beispielsweise für die Hormonproduktion oder das Immunsystem. Enthalten ist es in Lachs, Mandeln, Walnussöl, Rapsöl, Hanföl oder Leinöl.

### 5. Omega-6 Fettsäuren

Sie sind besser bekannt als Linolsäuren. Sie helfen bei der Wundheilung und sind essenziell wichtig für das gesunde Wachstum deines Babys. Du findest die Omega-6 Fettsäuren ebenfalls in Fisch und gesunden Ölen.

### 6. Zink

Für Haut, Haare sowie das Immunsystem wird Zink benötigt. Du findest es überwiegend in Cashewnüssen, Vollkorngetreide und Haferflocken.

### 7. Jod

Die Schilddrüse ist zuständig für den Stoffwechsel, Die Hormone der Schilddrüse sind außerdem zuständig für die geistige und körperliche Entwicklung und deines Babys. Kommt es zu einer Schilddrüsenunterfunktion, kann sich das negativ auf das Wachstum deines Kindes auswirken. Eine Überfunktion hingegen führt zu starkem Herzrasen. Damit die Schilddrüse richtig arbeiten kann, wird Jod benötigt. In Milchprodukten, Eiern und Seefisch ist es enthalten.

### 8. Fluor

Fluormangel führt zu schlechten Zähnen bis hin zu Karies. Um dem vorzubeugen, braucht dein Kind regelmäßig Fluor, welches in Fisch oder Walnüssen enthalten ist.

### 9. Kalium

Dieser Mineralstoff wird für das Nervensystem sowie die Regulierung des Wasserhaushaltes benötigt. In vielen Gemüsen wie Spinat oder Kartoffeln, in Nüssen oder auch in Früchten wie Trauben oder Pfirsichen ist Kalium vorhanden.

### 10. Natrium

Der Blutdruck sowie der Säure-Basen-Haushalt des Körpers werden mithilfe von Natrium reguliert. Im Zusammenspiel mit Kalium sorgt Natrium für eine optimale Übertragung von Reizen und Nerven.

### 11. Magnesium

Für den Knochenaufbau, den Stoffwechsel sowie das Nervensystem benötigt der Körper Magnesium. Als Lieferant für dieses Mineralstoff eignen sich vor allem Vollkornprodukte, Nüsse und Bananen.

### 12. Vitamin D 3

Ein Mangel dieses Vitamins löst bei Babys und Kindern die sogenannte Rachitis aus. Dieses Vitamin wird vom Körper durch UV-Strahlung gebildet. Aber Bays sollte man direkter Sonneneinstrahlung nicht lange aussetzen. Deshalb verschreibt der Kinderarzt den Neugeborenen zusätzlich Vitamin D3 Tabletten, um diesem Mangel vorzubeugen.

### 13. Vitamin B2

Brot, Obst, Nüsse, Milch und Milchprodukte enthalten viel Vitamin B2. Es ist zuständig für die meisten Stoffwechselvorgänge des Körpers.

### 14. Vitamin B12

Rote Blutkörperchen werden mithilfe von Vitamin B12 gebildet. Es befindet sich hauptsächlich in tierischen Lebensmitteln wie Milch, Eier und Fleisch.

## IST VEGETARISCH/VEGAN GUT FÜR DEIN BABY?

Wie du bei der Auflistung der wichtigsten Vitamine, Mineralstoffe und Spurenelemente gesehen hast, finden sich viele dieser Bausteine in tierischen Nahrungsmitteln. Ernährst du dich selbst vegan oder vegetarisch? Dagegen ist überhaupt nichts zu sagen. Auch für dein Baby kannst du ab und an einen vegetarischen Tag einlegen. Doch eine ausschließlich vegane Ernährung kann deinem Kind auf Dauer schaden. Bei der Beikost musst du eine große Bandbreite an Nahrungsmitteln zur Verfügung stellen, damit dein Baby alle wichtigen Nährstoffe bekommt, um sich gesund zu entwickeln. Viele davon sind eben auch in tierischen Produkten enthalten. Wenn du deinem Kind diese Nährstoffe enthältst, kann es vor allem im ersten Lebensjahr zu starken Entwicklungsstörungen kommen. Es gibt nämlich Nahrungsmittel, die für dein Kind ungeeignet sind. Dazu gehören auch Soja- oder andere Fleischersatzprodukte.

Wenn du dennoch auf eine vegane Ernährung bevorzugst, solltest du mit deinem Kinderarzt Rücksprache halten. Er kann dir genau sagen, auf was du bei der Beikost achten musst. Allerdings solltest du immer das Wohl deines Kindes im Auge haben, nicht deine persönliche Lebensphilosophie.

## GETRÄNKE ZUR BEIKOST – DAS SOLLTE DEIN BABY TRINKEN

Während du dein Baby stillst oder ihm das Fläschchen gibst, ist zusätzliches Trinken nicht notwendig. Beginnst du aber mit der Beikost, braucht dein Baby mehr Flüssigkeit. In der Anfangsphase ist der beste Durstlöscher gekochtes, abgekühltes Wasser.

Aber auch ungesüßter Tee kann zum Einsatz kommen. Gerade dann, wenn es deinem Kind nicht so gut geht, es erkältet ist oder Bauchweh hat, kannst du die heilende Wirkung von Tee einsetzen. Am besten eignet sich Fenchel- oder Kamillentee. Früchtetee sollte dein Baby nur bedingt zu sich nehmen. Durch die darin enthaltene Fruchtsäure kann dein Baby einen wunden Po bekommen.

Säfte sind zwar lecker, aber für den Anfang nicht geeignet. Sie enthalten Fruchtzucker und Fruchtsäure, was den ersten Zähnchen schadet und bei übermäßigem Verzehr abführend wirken kann. Ab etwa 10 Monaten kannst du deinem Baby für Zwischendurch auch gerne einen gesunden Smoothie anbieten. Allerdings ersetzt ein Smoothie keine komplette Mahlzeit und ist nur als flüssiger Snack gedacht. Rezepte dafür habe ich dir ebenfalls in dieses Buch gepackt. Gesüßte Getränke solltest du deinem Baby gar nicht anbieten. Der darin enthaltene, zugesetzte Zucker schadet der gesunden Entwicklung deines Babys und kann den Geschmacksinn deines Kindes irritieren.

### Ein wichtiger Tipp:

Bringe deinem Kind schon früh den Umgang mit dem Becher bei. So schonst du schon von Anfang an die Zähnchen deines Babys. Spezielle Becher mit zwei Henkeln an den Seiten unterstützen dein Kind dabei, den Becher zu halten.

## WÜRZEN – IST DAS NÖTIG?

Es gibt Kulturen, die ihre Kinder schon sehr früh an scharfe Gewürze gewöhnen. Gerade in Indien, wo generell scharf gegessen wird, gehört Ingwer oder auch Knoblauch selbstverständlich in die Beikost.

Ich habe für mich die Erfahrung gemacht, dass das Würzen der ersten Beikost unnötig ist. Denn dein Kind soll die Lebensmittel so schmecken, wie sie sind. Zusätzliche Würze verfälscht den Geschmack der Lebensmittel.

Kinderärzte empfehlen, im ersten Lebensjahr komplett auf Gewürze zu verzichten. Die Geschmacksknospen deines Babys sind noch sehr sensibel, es schmeckt alles viel intensiver. Ist das Essen zu stark gewürzt, kann das für dein Baby sogar gefährlich werden.

Ist dein Kind an Beikost gewöhnt und etwa 1 Jahr alt, kannst du damit beginnen, sein Essen leicht zu würzen. Verwende bei der Zubereitung etwas Salz. Auch Knoblauch kannst du mit in die Beikost mischen. Verzichte aber auf zu scharfe Gewürze wie Pfeffer oder Chili. Der Magen deines Kindes ist noch etwas empfindlich. Taste dich hier lieber langsam heran.

# ALLERGIEN UND UNVERTRÄGLICHKEITEN – WIE DU SIE ERKENNEN KANNST

Leider ist niemand vor einer Nahrungsmittelunverträglichkeit oder auch vor Allergien sicher. Auch dein Baby nicht. Sind in deiner Familie Allergien bekannt? Dann kann es sein, dass dein Kind auch eine Allergie entwickelt. Wichtig ist, dass du dein Baby diesbezüglich immer im Auge behältst und beobachtest, wie es auf die unterschiedlichen Lebensmittel reagiert. So hast du schon früh die Chance, eine Allergie oder Unverträglichkeit zu erkennen.

Eine Unverträglichkeit fällt leider nicht sofort auf. Hier können die Beschwerden erst nach ein oder mehreren Tagen eintreten. Hat dein Kind eine Allergie, kommt es gleich nach dem Kontakt mit dem allergieauslösenden Lebensmittel oder Stoff zu einer Reaktion des Körpers.

## Beschwerden einer Unverträglichkeit:

- Bauchschmerzen
- Blähungen
- Durchfall
- Ein unangenehmes Völlegefühl

## Beschwerden einer Allergie:

- Durchfall oder Erbrechen
- Juckreiz
- Hautausschlag
- Nesselsucht
- Schwellungen an Augen oder Lippen
- Rote, gereizte Augen
- Keuchen, Atemnot
- Laufende Nase und vermehrtes Niesen

Von Mensch zu Mensch sind die Reaktionen des Körpers unterschiedlich stark ausgeprägt. Deshalb ist es wichtig, dein Kind gut zu beobachten. Vor allem dann, wenn du neue Nahrungsmittel in die Beikost einführst. Treten bei deinem Kind ein oder mehrere Symptome nicht nur einmal, sondern vermehrt auf, solltest du dich sofort mit dem Kinderarzt in Verbindung setzen.

## VORSICHT!

Hat dein Kind Atemnot oder keucht stark, benötigt es sofort medizinische Hilfe. Es könnte sich im schlimmsten Fall um eine allergische Reaktion (anaphylaktischer Schock) handeln. In diesem Fall zögere nicht und verständige den Notruf.

# KLEINE HELFERLEIN, DIE DIR DAS LEBEN EINFACHER MACHEN

Glaub mir, den ersten Brei für die Beikost selbst herzustellen, ist eigentlich kein Hexenwerk. Es geht sogar recht leicht von der Hand, wenn du den Bogen erst einmal raushast. Obwohl die Herstellung des selbstgemachten Breis nicht kompliziert ist, gibt es dennoch einige Hilfsmittelchen und Gadgets, die dir das Zubereiten und die Aufbewahrung des Breis vereinfachen. Ich selbst habe mit dem ein oder anderen Gadget sehr gute Erfahrungen gemacht. Gerade im Alltag mit einem Baby und Kleinkind kommt es auf jede Sekunde an, die man bei der Hausarbeit sparen kann.

## HILFSMITTEL FÜR DIE ZUBEREITUNG

### ...Der Dampfgarer

Es gibt in von verschiedenen Herstellern in den unterschiedlichsten Variationen zu kaufen. Anstatt die Zutaten in einem Topf mit Wasser zu kochen, werden diese mit Wasserdampf gegart. Auch bleiben die Vitamine und Mineralstoffe der Lebensmittel bei der schonenden Zubereitung mit Dampf weitestgehend erhalten. Sehr praktisch sind Dampfgarer, die zusätzlich noch eine Pürier-Funktion haben. So kannst du dir den Pürierstab und eine separate Schüssel einsparen.

## HILFSMITTEL FÜR DIE AUFBEWAHRUNG

### ...Gefrierbeutel

Die wohl einfachste Methode, Babynahrung aufzubewahren. Gefrierbeutel können sowohl in den Kühlschrank als auch in die Gefriertruhe und die Beikost lässt sich portionsweise abfüllen. Allerdings kannst du Gefrierbeutel nur einmal benutzen. Das geht auf Dauer ins Geld und ist nicht gut für die Umwelt.

### ...Gläser

Hast du eventuell leere Baby- oder Marmeladengläschen herumstehen? Dann sind diese perfekt dazu geeignet, um deine vorgekochte Babynahrung aufzubewahren. Wichtig ist, dass du die benutzten Gläschen heiß auskochst, damit sie steril sind. Einfrieren solltest du die Gläschen jedoch nicht, denn es kann passieren, dass die Gläschen beim Auftauen platzen.

### ...Frischhaltedosen

Eine nachhaltige Alternative sind Frischhalte- oder Gefrierdosen. Diese gibt es in verschiedenen Größen, auch in perfekter Baby-Portionsgröße. Sie sind wiederverwendbar, du kannst sie problemlos einfrieren oder im Kühlschrank lagern.

## HINWEISE ZU DEN REZEPTEN

Alle Rezepte sind für 4 Portionen berechnet und lassen sich je nach Bedarf variabel abändern. Für die Rezepte wurde die Zubereitung mit dem Kochtopf gewählt. Sollte ein Dampfgarer vorhanden sein, müssen die Flüssigkeiten je nach Herstellerangaben geändert werden.

### Benötigte Utensilien:

- Kochtopf
- Pürierstab oder Mixer
- Messer

### Zum Aufbewahren und Einfrieren:

- Frischhaltedosen
- Gefrierbeutel
- Gläser
- Smoothie-Mehrwegbeutel

### Mengenangaben:

| | | |
|---|---|---|
| EL | → | Esslöffel |
| TL | → | Teelöffel |
| Msp | → | Messerspitze |
| g | → | Gramm |
| l | → | Liter |
| ml | → | Milliliter |
| Pk | → | Packung |

# BEIKOST VOM 4.- 6. LEBENSMONAT

## Der Erste Möhrenbrei

**Zubereitungszeit:** 20 Minuten
**Haltbarkeit im Kühlschrank:** 2 Tage
**Haltbarkeit in der Tiefkühltruhe:** 2 Wochen

### Zutaten für 4 Portionen:

6 Möhren
60 ml Wasser
½ Apfel
4 TL Rapsöl

### Zubereitung:

1. Schäle die Möhren und schneide sie in kleine Stücke. Dann sind sie schneller gar. Den Apfel ebenfalls schälen, die Kerne entfernen und klein schneiden.

2. Beides zusammen in einen Topf mit dem Wasser geben und kochen, bis es gar ist.

3. Fein pürieren und das Öl hinzugeben. Ist der Brei noch etwas zu dick, kannst du gern etwas Wasser nachgießen.

### Tipp:

Dieser Brei eignet sich besonders gut für den Einstieg in die Beikost!

# Einsteiger-Kürbisbrei

**Zubereitungszeit:** 20 Minuten
**Haltbarkeit im Kühlschrank:** 2 Tage
**Haltbarkeit in der Tiefkühltruhe:** 2 Wochen

## Zutaten für 4 Portionen:

Wasser nach Bedarf
1 kleiner Hokkaidokürbis, entkernt
4 EL Apfelsaft
4 TL Rapsöl

## Zubereitung:

1. Schneide den Kürbis mit Schale in kleine Stücke.

2. Gib den Kürbis in einen Topf, bedecke ihn mit Wasser und koche ihn so lange, bis er ganz weich ist.

3. Nun den Top vom Herd nehmen, den Apfelsaft einrühren und fein pürieren.

4. Im Anschluss noch das Öl einrühren und portionieren.

# Einstiegsbrei mit Pastinake

**Zubereitungszeit:** 20 Minuten
**Haltbarkeit im Kühlschrank:** 2 Tage
**Haltbarkeit in der Tiefkühltruhe:** 2 Wochen

## Zutaten für 4 Portionen:

200g Pastinaken
200ml Wasser
4 TL Rapsöl

## Zubereitung:

1. Beginne damit, die Pastinake zu schälen und klein zu schneiden.
2. Dann zusammen mit dem Wasser in einen Topf geben und 15-20 Minuten kochen. Die Pastinake muss weich sein.
3. Im Anschluss den Topf vom Herd nehmen, sehr fein pürieren und das Öl hinzugeben.

## Tipp:

Pastinake ist wie Möhre sehr süß und eignet sich als Anfangsbrei besonders gut.

# Einstiegs-Zucchinibrei

**Zubereitungszeit:** 20 Minuten
**Haltbarkeit im Kühlschrank:** 2 Tage
**Haltbarkeit in der Tiefkühltruhe:** 2 Wochen

## Zutaten für 4 Portionen:

400g Zucchini
120ml Wasser
4 TL Rapsöl

## Zubereitung:

1. Zuerst die Zucchini waschen. Wenn nötig, schälst du sie, dann wird sie klein geschnitten.

2. Gib die Zucchini zusammen mit dem Wasser in einen Topf, aufkochen und bei geringer Hitze so lang köcheln, bis das Gemüse weich ist.

3. Vom Herd nehmen und fein pürieren. Anschließend gibst du das Öl dazu.

# Huhn-Fenchel-Brei

**Zubereitungszeit:** 20 Min.
**Haltbarkeit im Kühlschrank:** 2 Tage
**Haltbarkeit in der Tiefkühltruhe:** 2 Wochen

## Zutaten für 4 Portionen:

200g Kartoffeln
1 Beutel Fencheltee, ungesüßt
100g Hühnerbrust
700ml Wasser
2 Fenchelknollen, etwa 350g
½ weiche Birne
4 EL Rapsöl

## Zubereitung:

1. Zuerst den Fencheltee mit 700 ml heißem Wasser übergießen und gute 10 Minuten ziehen lassen.

2. Währenddessen werden die Kartoffeln und der Fenchel geschält. Kartoffeln würfeln und den Fenchel fein schneiden. Die Hühnerbrust kurz abwaschen, mit einem Küchenkrepp trocknen und klein würfeln.

3. Nun die Teebeutel entfernen und 600ml in einem Topf aufkochen. Kartoffeln, Hühnchen und Fenchel hinzufügen, dann mit geschlossenem Deckel 15 Minuten köcheln lassen, bis die Zutaten gar sind.

4. In der Zwischenzeit kannst du die Birne schälen und fein raspeln.

5. Sind Fleisch und Gemüse gar, nimmst du den Topf vom Herd und gibst die geraspelte Birne hinein.

6. Alles gut pürieren, Rapsöl hinzufügen und portionieren.

## Kleiner Tipp:

Ist der Brei noch zu dick, kannst du den restlichen Tee untermischen.

# Feine Möhren mit Schwein

**Zubereitungszeit:** 20 Minuten
**Haltbarkeit im Kühlschrank:** 2 Tage
**Haltbarkeit in der Tiefkühltruhe:** 2 Wochen

## Zutaten für 4 Portionen:

80g mageres Schweinefilet
200g Kartoffeln
400g feine Möhren
8 EL Apfelsaft
4 EL Rapsöl
400ml Wasser

## Zubereitung:

1. Zuerst schälst du Möhren und Kartoffeln. Beides in kleine Stücke schneiden.

2. Das Fleisch kurz unter kaltem Wasser abbrausen, dann ebenfalls klein schneiden.

3. Bringe das Wasser in einem Topf zum Kochen. Gemüse und Fleisch hineingeben und mit Deckel bei mittlerer Hitze 10 Minuten köcheln lassen.

4. Wenn die Garzeit vorbei ist, nimmst du den Topf vom Herd und fügst den Apfelsaft hinzu. Alles zusammen sehr fein pürieren.

5. Zum Schluss das Öl hineinrühren und portionieren.

# Topinambur-Hähnchen-Brei

**Zubereitungszeit:** 25 Minuten
**Haltbarkeit im Kühlschrank:** 2 Tage
**Haltbarkeit in der Tiefkühltruhe:** 2 Wochen

## Zutaten für 4 Portionen:

2 Orangen
400g Topinambur
40g Haferflocken, zart
120g Hühnerbrust
480ml Wasser
4 EL Rapsöl

## Zubereitung:

1. Als erstes wird der Topinambur geschält und in 1cm große Würfel geschnitten. Danach die Hühnerbrust abwaschen und ebenfalls würfeln.

2. Bringe das Wasser in einem Topf zum Kochen. Topinambur und Hühnchen hineingeben und mit geschlossenem Deckel 13 Minuten garkochen.

3. Währenddessen kannst du die Orangen auspressen und den Saft auffangen.

4. Nach er Garzeit gibst du 20 EL vom Orangensaft sowie Haferflocken und das Öl in den Topf. Das Ganze noch 5 Minuten offen garen.

5. Danach nimmst du den Topf vom Herd und pürierst alle Zutaten sehr fein miteinander.

6. Die erste Portion lässt sich abgekühlt gleich füttern, den Rest kannst du nach Belieben einfrieren oder im Kühlschrank aufbewahren.

# Zucchini-Hackfleisch-Brei

**Zubereitungszeit:** 30 Minuten
**Haltbarkeit im Kühlschrank:** 2 Tage
**Haltbarkeit in der Tiefkühltruhe:** 2 Wochen

## Zutaten für 4 Portionen:

80g gemischtes Hackfleisch
100g Nudeln, Vollkorn
300g Zucchini
1 Salbeiblatt
4 EL Rapsöl

## Zubereitung:

1. Als erstes wird die Zucchini gewaschen, geschält und mit der Reibe grob geraspelt.

2. Die Nudeln werden zusammen mit dem Salbeiblatt nach Packungsanleitung gargekocht. Beim Abgießen das Wasser auffangen, wir werden es noch brauchen.

3. Nimm dir einen Topf und dünste das Hackfleisch krümelig mit 1 EL Öl leicht an (nicht Braten!). Dann die Zucchini hineingeben und mit Deckel bei geringer Hitze 15 Minuten dünsten. Wenn die Garflüssigkeit von Zucchini und Hackfleisch zu schnell verdampft, gieß einfach etwas Nudelwasser hinein.

4. Nach der Garzeit die Nudeln in den Topf geben und mit dem Mixer fein pürieren.

5. Zum Schluss das Öl unterrühren und, falls der Brei noch zu dickflüssig ist, etwas Nudelwasser einrühren.

# Kartoffel-Pilz-Brei mit Fleisch

**Zubereitungszeit:** 25 Minuten
**Haltbarkeit im Kühlschrank:** 2 Tage
**Haltbarkeit in der Tiefkühltruhe:** 2 Wochen

## Zutaten für 4 Portionen:

400g Champignons
100g mageres Schweinefleisch
320g Kartoffeln
4 EL Apfelsaft
4 EL Rapsöl
400ml Wasser

## Zubereitung:

1. Schäle die Kartoffeln und schneide sie in kleine Stücke. Champignons werden geputzt und anschließend in feine Scheiben geschnitten. Das Schweinefleisch abbrausen, abtupfen und klein schneiden.

2. Gib das Wasser in einen Topf, dann Kartoffeln und das Fleisch hineingeben. Aufkochen, dann die Hitze herunterdrehen und mit Deckel bei mittlerer Hitze 10 Minuten köcheln.

3. Die Champignons dazugeben und weitere 5 Minuten garen.

4. Nach der Garzeit nimmst du den Topf vom Herd, gibst den Apfelsaft dazu und pürierst das Ganze zu einem feinen Brei.

5. Anschließend das Öl unterrühren und portionieren.

# Pute mit Couscous

**Zubereitungszeit:** 25 Minuten
**Haltbarkeit im Kühlschrank:** 2 Tage
**Haltbarkeit in der Tiefkühltruhe:** 2 Wochen

## Zutaten für 4 Portionen:

100g Putenbrust
200g Couscous
2 Orangen, der Saft
120g Möhren
600ml Wasser
4 EL Rapsöl

## Zubereitung:

1. Schäle die Möhren und schneide sie in kleine Stücke. Die Pute wird kurz abgewaschen und ebenfalls in kleine Würfel geschnitten.

2. Bringe das Wasser in einem Topf zum Kochen. Dann das Fleisch hineingeben und 5 Minuten köcheln lassen.

3. Die Möhren hinzufügen und weitere 10 Minuten mit Deckel bei mittlerer Hitze garen.

4. In der Zwischenzeit bereitest du den Couscous nach Packungsanleitung zu.

5. Sind Fleisch und Möhren fertig, gibst du den Couscous dazu und nimmst den Topf von der Kochstelle.

6. Alles gut pürieren, den Orangensaft sowie das Öl hineinrühren und portionieren.

# Hühnchen mit Wurzelgemüse

**Zubereitungszeit:** 25 Minuten
**Haltbarkeit im Kühlschrank:** 2 Tage
**Haltbarkeit in der Tiefkühltruhe:** 2 Wochen

## Zutaten für 4 Portionen:

100g Kartoffeln
100g Pastinake
100g Möhren
100g Petersilienwurzel
100g Hühnerbrust
4 EL Apfelsaft
4 EL Rapsöl

## Zubereitung:

1. Das Gemüse waschen, schälen und in kleine Würfel schneiden.

2. Hühnchen abbrausen, trockentupfen und ebenfalls klein schneiden.

3. Nimm einen Topf, gib Gemüse und Fleisch hinein und bedecke das Ganze mit Wasser. Zum Kochen bringen, dann die Hitze reduzieren und bei mittlerer Hitze 15 Minuten mit Deckel garkochen.

4. Danach nimmst du den Topf vom Herd, gibst den Apfelsaft hinein und pürierst alles zu einem feinen Brei.

5. Abschließend Rapsöl untermischen und portionsweise abfüllen.

# Dinkel-Zucchini-Brei (vegetarisch)

**Zubereitungszeit:** 15 Minuten
**Haltbarkeit im Kühlschrank:** 2 Tage
**Haltbarkeit in der Tiefkühltruhe:** 2 Wochen

## Zutaten für 4 Portionen:

200g Zucchini
150ml Wasser
200g Dinkelflocken
2 EL Apfelsaft
3 EL Rapsöl

## Zubereitung:

1. Als Erstes Zucchini schälen und klein würfeln. Dann gibst du das Gemüse mit etwas Wasser in einen Topf und kochst die Zucchini so lange, bis sie weich sind. Danach in ein Sieb abschütten.

2. Mit dem Wasserkocher die 150ml Wasser zum Kochen bringen. Damit übergießt du die Dinkelflocken und lässt sie etwa 5 Minuten ziehen.

3. Gib die Zucchini zu den Dinkelflocken. Gut vermengen, den Apfelsaft unterrühren und fein pürieren.

4. Anschließend das Öl untermischen und portionsweise abfüllen.

# Kürbisbrei mit Fenchel (vegetarisch)

**Zubereitungszeit:** 30 Minuten
**Haltbarkeit im Kühlschrank:** 2 Tage
**Haltbarkeit in der Tiefkühltruhe:** 2 Wochen

## Zutaten für 4 Portionen:

50g Vollkornreis
200g Hokkaidokürbis
200g Fenchelknolle
1 EL Apfelsaft
3 EL Rapsöl

## Zubereitung:

1. Schäle den Kürbis, entferne die Kerne und schneide ihn in kleine Würfel. Der Fenchel wird fein gehackt.

2. Beides in einen Topf geben, mit Wasser bedecken und garkochen. Ist das Gemüse weich, in ein Sieb abschütten, das Kochwasser auffangen.

3. In der Zwischenzeit kochst du den Reis nach Packungsanleitung.

4. Gib die fertig gekochten Zutaten in eine Schüssel, rühre den Apfelsaft hinein und püriere das Ganze sehr fein.

5. Anschließens das Öl hineingeben und portionieren.

# Spinat-Kartoffelbrei (vegetarisch)

**Zubereitungszeit:** 35 Minuten
**Haltbarkeit im Kühlschrank:** 2 Tage
**Haltbarkeit in der Tiefkühltruhe:** 2 Wochen

## Zutaten für 4 Portionen:

200g Kartoffeln
200g Blattspinat
400ml Wasser
2 EL Apfelsaft
4 EL Rapsöl

## Zubereitung:

1. Zuerst schälst du die Kartoffeln und schneidest sie in kleine Würfel. Gib sie zusammen mit dem Wasser in einen Topf, dann 15 Minuten garkochen.

2. Danach den Spinat mit in den Topf geben, weitere 10 Minuten bei mittlerer Hitze köcheln. Falls notwendig, kannst du noch ein bisschen Wasser nachfüllen.

3. Wenn das Gemüse weich ist, nimmst du den Topf vom Herd und gibst den Apfelsaft hinein.

4. Sehr fein pürieren, das Öl untermischen und portionieren.

# Trinkbrei für abends

**Zubereitungszeit:** 15 Minuten
**Haltbarkeit im Kühlschrank:** 2 Tage
**Haltbarkeit in der Tiefkühltruhe:** 2 Wochen

## Zutaten für 4 Portionen:

80g Vollkorn-Reisschleim
800ml Milch
4 EL Apfelsaft

## Zubereitung:

1. Erwärme 400ml Milch in einem Topf. Rühre mit einem Schneebesen den Reisschleim hinein. Das Ganze aufkochen und 3-4 Minuten unter Rühren köcheln lassen.

2. Danach den Topf vom Herd nehmen, die restliche Milch sowie den Apfelsaft hinein rühren.

3. Eine Portion in ein Fläschchen oder einen Trinkbecher füllen und sofort füttern, den restlichen Trinkbrei portionsweise einfrieren.

# Mandelmus-Getreide-Brei (Abendmahlzeit)

**Zubereitungszeit:** 15 Minuten
**Haltbarkeit im Kühlschrank:** 2 Tage
**Haltbarkeit in der Tiefkühltruhe:** 2 Wochen

## Zutaten für 4 Portionen:

200g Haferflocken, Vollkorn
4 TL Mandelmus (ohne Zuckerzusatz)
100g Hirseflocken
300ml Wasser

## Zubereitung:

1. Das Wasser in einem Topf aufkochen, dann erst die Haferflocken einrühren. Anschließend die Hirseflocken hinzugeben. Gut miteinander verrühren und den Topf vom Herd nehmen.

2. Diese Masse nun 5 Minuten ziehen lassen und zum Schluss das Mandelmus hineingeben.

3. Etwas auskühlen lassen, eine Portion sofort füttern, den Rest einfrieren oder im Kühlschrank aufbewahren.

# Gurke-Bananen-Mus

**Zubereitungszeit:** 5 Minuten
**Haltbarkeit im Kühlschrank:** 2 Tage

## Zutaten für 4 Portionen:

2 reife Bananen
2 EL Apfelsaft
1 Salatgurke
1 EL Rapsöl

## Zubereitung:

1. Zuerst die Bananen und die Gurke schälen, dann in kleine Stücke schneiden.

2. Beides zusammen mit dem Apfelsaft im Mixer oder mit dem Pürierstab fein pürieren.

3. Das Öl hineinrühren und portionieren,

# Getreidebrei mit Birne und Banane (milchfrei)

**Zubereitungszeit:** 15 Minuten
**Haltbarkeit im Kühlschrank:** 2 Tage

## Zutaten für 4 Portionen:

100g Haferflocken
2 Birnen
2 Bananen
4 EL Apfelsaft
100ml Wasser
4 EL Rapsöl

## Zubereitung:

1. Banane und Birne klein schneiden.

2. Das Wasser kochen und die Haferflocken übergießen. Umrühren und quellen lassen, bis die Haferflocken weich sind.

3. Das Obst sowie Apfelsaft und Rapsöl untermischen. Eine Portion kannst du sofort füttern, den Rest portionieren und im Kühlschrank aufbewahren.

# Buchweizen-Birnenpüree (milchfrei)

**Zubereitungszeit:** 10 Minuten
**Haltbarkeit im Kühlschrank:** 2 Tage
**Haltbarkeit in der Tiefkühltruhe:** 2 Wochen

## Zutaten für 4 Portionen:

200ml Wasser
200g Buchweizen
2 Birnen
4 EL Apfelsaft

## Zubereitung:

1. Birne schälen, entkernen und klein schneiden.
2. Bringe dann das Wasser in einem Topf zum Kochen, Buchweizen und Birnen einrühren. Bei mittlerer Hitze köcheln lassen, bis das Ganze weichgekocht ist.
3. Nimm den Topf vom Herd und rühre den Apfelsaft hinein.
4. Zum Schluss portionieren, etwas auskühlen lassen und die erste Portion sofort füttern. Den Rest im Kühlschrank aufbewahren oder einfrieren.

# Selleriebrei mit Hirse (milchfrei)

**Zubereitungszeit:** 30 Minuten
**Haltbarkeit im Kühlschrank:** 2 Tage
**Haltbarkeit in der Tiefkühltruhe:** 2 Wochen

## Zutaten für 4 Portionen:

200g Hirse
200g Knollensellerie
400ml Wasser
4 EL Apfelsaft
4 EL Rapsöl

## Zubereitung:

1. Schäle als erstes die Sellerie und schneide sie in kleine Würfel.

2. Erhitze dann das Wasser in einem Topf und gib Sellerie sowie Hirse hinein. Bei niedriger Hitze 20 Minuten garen, bis die Sellerie weich ist.

3. Nun wird der Topf vom Herd genommen, das Ganze fein püriert und Saft sowie Öl untergemischt.

4. Fülle die erste Portion in eine Schale und füttere sie am besten sofort, den Rest im Kühlschrank oder in der Kühltruhe aufbewahren.

# Grieß-Obst-Brei (milchfrei)

**Zubereitungszeit:** 15 Minuten
**Haltbarkeit im Kühlschrank:** 2 Tage

## Zutaten für 4 Portionen:

100g Grieß
3 Bananen
200ml Wasser

## Zubereitung:

1. Gib das Wasser in einen Topf. Aufkochen, dann den Topf vom Herd nehmen und den Grieß einrühren. 10 Minuten quellen lassen.

2. Inzwischen kannst du die Bananen schälen, zerkleinern und zu Mus zerdrücken, am besten mit einer Gabel.

3. Ist der Grieß gar, kannst du das Bananenmus untermischen. Wenn der Brei noch zu grob ist, püriere ihn noch etwas feiner.

4. Die erste Portion sofort füttern, den Rest im Kühlschrank aufbewahren.

# Kaki-Apfel-Brei (milchfrei)

**Zubereitungszeit:** 45 Minuten
**Haltbarkeit im Kühlschrank:** 2 Tage
**Haltbarkeit in der Tiefkühltruhe:** 2 Wochen

## Zutaten für 4 Portionen:

40g Haferflocken
4 Äpfel
400g Kaki
400ml Wasser
4 EL Apfelsaft
4 EL Rapsöl

## Zubereitung:

1. Apfel und Kaki schälen und in kleine Stücke schneiden.

2. Einen Topf mit dem Wasser füllen, das Obst hineingeben und für 30 Minuten bei mittlerer Hitze garkochen.

3. Ist die Garzeit vorbei, nimmst du den Topf vom Herd und pürierst die Masse sehr fein.

4. Nun die Haferflocken mit etwas heißem Wasser übergießen und 5 Minuten darin ziehen lassen, bis sie weich sind.

5. Gib die fertigen Haferflocken zum Obst dazu und rühre Apfelsaft sowie das Öl darunter.

6. Die erste Portion kannst du sofort verfüttern, den Rest portionsweise im Kühlschrank lagern oder einfrieren.

# Hirse-Milchbrei mit Sanddorn und Apfel

**Zubereitungszeit:** 15 Minuten
**Haltbarkeit im Kühlschrank:** 2 Tage
**Haltbarkeit in der Tiefkühltruhe:** 2 Wochen

## Zutaten für 4 Portionen:

80g Hirse
800ml Milch 3,5% Fett
4 TL Sanddornsaft, ungesüßt
2 Äpfel

## Zubereitung:

1. Die Äpfel schälen und klein Würfeln.

2. Nun die Milch in einem Topf erwärmen, die Hirse unterrühren und aufkochen lassen. 2 Minuten unter ständigem Rühren köcheln, damit die Milch nicht anbrennt.

3. Die Äpfel hinzugeben, den Topf vom Herd nehmen und 5 Minuten ziehen lassen.

4. Zum Schluss fügst du den Sanddornsaft hinzu und pürierst das Ganze zu einem feinen Brei.

# Milchbrei mit Apfel und Zwieback

**Zubereitungszeit:** 20 Minuten
**Haltbarkeit im Kühlschrank:** 2 Tage
**Haltbarkeit in der Tiefkühltruhe:** 2 Wochen

## Zutaten für 4 Portionen:

200g Zwieback
200ml Milch 3,5% Fett
4 Äpfel
4 EL Apfelsaft

## Zubereitung:

1. Gib den Zwieback in Stücken in die Milch und weiche ihn gut ein. Er sollte die Milch ganz vollgesogen haben. Dann gut vermengen.

2. Schäle den Apfel, befreie ihn von den Kernen und schneide ihn in kleine Würfel.

3. Die Apfelstücke zum Zwieback hinzugeben, mit dem Apfelsaft vermischen und anschließend pürieren.

# Milchbrei mit Rhabarber

**Zubereitungszeit:** 25 Minuten
**Haltbarkeit im Kühlschrank:** 2 Tage
**Haltbarkeit in der Tiefkühltruhe:** 2 Wochen

## Zutaten für 4 Portionen:

2 Stangen Rhabarber
200g Haferflocken
200ml Milch
100g Beeren nach Wahl

## Zubereitung:

1. Schäle den Rhabarber und schneide ihn in kleine Stücke. Übergieße ihn mit heißem Wasser und lasse ihn 8 Minuten blanchieren. Dann in ein Sieb abgießen und abtropfen lassen.

2. Die Beeren werden mit etwas Wasser übergossen. Dann kannst du sie mit einer Gabel zu Mus zerquetschen.

3. Mische die Haferflocken in einem Topf mit der Milch. Bei geringer Hitze erwärmen, dabei stetig umrühren. Ist die Masse heiß, nimmst du den Topf vom Herd und lässt sie 5 Minuten ziehen.

4. Alle Zutaten vermischen und fein pürieren.

# Warmes Porridge mit Apfelmus

**Zubereitungszeit:** 20 Minuten
**Haltbarkeit im Kühlschrank:** 2 Tage
**Haltbarkeit in der Tiefkühltruhe:** 2 Wochen

## Zutaten für 4 Portionen:

20 EL Schmelzflocken
8 EL Apfelmark
4 EL Rapsöl
600ml Milch 3,5% Fett

## Zubereitung:

1. Bringe die Milch in einem Topf zum Kochen.

2. Gib dann die Schmelzflocken dazu. Unter Rühren aufkochen, dann vom Herd nehmen und 5 Minuten ziehen lassen.

3. Apfelmark und Öl hineinrühren. Danach portionieren.

# Baby-Overnight-Oats

**Zubereitungszeit:** 10 Minuten
**Haltbarkeit im Kühlschrank:** 2 Tage
**Haltbarkeit in der Tiefkühltruhe:** 2 Wochen

## Zutaten für 4 Portionen:

20EL zarte Haferflocken
8 EL Naturjoghurt
400ml Milch 3,5% Fett
8 EL Himbeeren, püriert

## Zubereitung:

1. Erwärme die Milch und rühre die Haferflocken hinein.

2. Vom Herd nehmen und die restlichen Zutaten untermischen.

3. Dann portionieren und über Nacht im Kühlschrank ziehen lassen. Am nächsten Morgen die erste Portion füttern, den Rest entweder im Kühlschrank verwahren oder einfrieren.

# Grießbrei mit Beeren

**Zubereitungszeit:** 20 Minuten
**Haltbarkeit im Kühlschrank:** 2 Tage
**Haltbarkeit in der Tiefkühltruhe:** 2 Wochen

## Zutaten für 4 Portionen:

80g Grieß
800ml Milch 3,5% Fett
200g Heidelbeeren
8 EL Apfelsaft

## Zubereitung:

1. Wasche die Heidelbeeren und verlese sie. Dann mit dem Apfelsaft und etwas Wasser in einen Topf geben und aufkochen. Vom Herd nehmen und pürieren.

2. In einem zweiten Topf die Milch zum Kochen bringen und den Grieß hineinrühren. Etwa 1 Minute köcheln, dann vom Herd nehmen und 5 Minuten quellen lassen.

3. Beides vermengen und portionieren.

# Grieß-Bananen-Brei

**Zubereitungszeit:** 10 Minuten
**Haltbarkeit im Kühlschrank:** 2 Tage

## Zutaten für 4 Portionen:

200g Banane
80g Grieß
800ml Milch 3,5% Fett

## Zubereitung:

1. Banane schälen und zu Mus quetschen.

2. Die Milch zum Kochen bringen, den Grieß einrühren und kurz aufkochen. Dann vom Herd nehmen und 5 Minuten quellen lassen.

3. Grießbrei mit Bananenmus mischen und portionieren.

# Sommerlicher Erdbeer-Grießbrei

**Zubereitungszeit:** 10 Minuten
**Haltbarkeit im Kühlschrank:** 2 Tage
**Haltbarkeit in der Tiefkühltruhe:** 2 Wochen

## Zutaten für 4 Portionen:

80g Grieß
200g Erdbeeren
800ml Milch 3,5% Fett

## Zubereitung:

1. Die Erdbeeren waschen und mit etwas Wasser kurz aufkochen. Vom Herd nehmen und fein pürieren.

2. Milch zum Kochen bringen, Grieß einrühren und kurz aufkochen. Dann 5 Minuten ohne Hitze ziehen lassen.

3. Erdbeerpüree hinzugeben, gut vermengen und portionieren.

# Obst-Frühstücksbrei

**Zubereitungszeit:** 15 Minuten
**Haltbarkeit im Kühlschrank:** 2 Tage
**Haltbarkeit in der Tiefkühltruhe:** 2 Wochen

## Zutaten für 4 Portionen:

400ml Milch 3,5% Fett
400ml Wasser
4 Birnen
4 Äpfel
16TL zarte Haferflocken

## Zubereitung:

1. Schäle das Obst, entferne die Kerne und schneide es in kleine Würfel.

2. Das Obst zusammen mit Wasser und Milch aufkochen, die Haferflocken einrühren und kurz köcheln lassen.

3. Vom Herd nehmen, pürieren und portionieren.

# Rindfleisch-Rosenkohl-Brei

**Zubereitungszeit:** 35 Minuten
**Haltbarkeit im Kühlschrank:** 2 Tage
**Haltbarkeit in der Tiefkühltruhe:** 2 Wochen

## Zutaten für 4 Portionen:

250g frischer Rosenkohl
200g Maronen, vorgekocht
100g kernlose Weintrauben
80g Rinderfilet, gewürfelt
100ml Wasser
4 EL Rapsöl

## Zubereitung:

1. Wasche den Rosenkohl und schneide ihn in Viertel.

2. Bringe einen Topf mit dem Wasser zum Kochen, gib Rosenkohl und Fleisch hinein und koche das Ganze bei mittlerer Hitze mit Deckel für 15 Minuten.

3. Währenddessen kannst du die Weintrauben waschen und in der Mitte teilen. Die Maronen werden grob gehackt.

4. Wenn die Garzeit beendet ist, gibst du Maronen und Weintrauben mit in den Topf. Unter Rühren nochmal aufkochen.

5. Anschließend nimmst du den Topf vom Herd, pürierst das Ganze fein und rührst das Öl dazu.

6. Den Brei portionieren und entweder einfrieren oder im Kühlschrank aufbewahren.

# Kartoffel-Leber-Brei

**Zubereitungszeit:** 50 Minuten
**Haltbarkeit im Kühlschrank:** 2 Tage
**Haltbarkeit in der Tiefkühltruhe:** 2 Wochen

## Zutaten für 4 Portionen:

1 Apfel
350g Kartoffeln
100g Hühnerleber
4 EL Rapsöl

## Zubereitung:

1. Zuerst werden die Kartoffeln geschält, in Stücke geschnitten und 25 Minuten gargekocht, bis sie weich sind.

2. In der Zwischenzeit schälst du den Apfel, entkerne ihn und scheide ihn in kleine Stücke. Die Leber wird kurz abgebraust und ebenfalls klein geschnitten.

3. Dann Apfel und Leber zusammen mit 3 EL Wasser in einen Topf geben, bei geringer Hitze mit Deckel für 10 Minuten garen. Anschießend nimmst du den Topf vom Herd und pürierst das Ganze fein.

4. Sind die Kartoffeln gar, schüttest du sie in ein Sieb ab. Danach werden die Kartoffeln zu Püree gestampft.

5. Gib Apfel-Leber-Mus dazu. Gut vermengen und portionieren.

# Puten-Spinat-Brei

**Zubereitungszeit:** 25 Minuten
**Haltbarkeit im Kühlschrank:** 2 Tage
**Haltbarkeit in der Tiefkühltruhe:** 2 Wochen

## Zutaten für 4 Portionen:

200g Kartoffeln
300g Blattspinat
100g Putenbrust
600ml Wasser
2 Orangen, der Saft
4 El Rapsöl

## Zubereitung:

1. Kartoffeln schälen und klein würfeln. Die Putenbrust kurz abbrausen, abtupfen und ebenfalls klein schneiden.

2. Bringe das Wasser in einem Topf zum Kochen, Kartoffeln und Pute hineingeben und bei geschlossenem Deckel 10 Minuten garkochen.

3. Währenddessen wird der Spinat gewaschen und klein gehackt. Gib ihn dann ebenfalls in den Topf und gare alles zusammen für weitere 10 Minuten.

4. Nach der Garzeit nimmst du den Topf vom Herd und gibst 4 EL Orangensaft dazu. Pürieren und anschließend das Öl untermischen.

5. Eine Portion kannst du gleich füttern, der Rest wird portionsweise eingefroren oder im Kühlschrank verwahrt.

# Lamm-Kürbis-Brei

**Zubereitungszeit:** 30 Minuten
**Haltbarkeit im Kühlschrank:** 2 Tage
**Haltbarkeit in der Tiefkühltruhe:** 2 Wochen

## Zutaten für 4 Portionen:

200g Kartoffeln
½ Hokkaidokürbis
250ml Wasser
80g Lammfleisch
4 EL Birnensaft
4 EL Rapsöl

## Zubereitung:

1. Entferne die Kerne vom Kürbis und schneide ihn in kleine Würfel. Die Kartoffeln werden geschält und ebenfalls gewürfelt.

2. Das Fleisch kurz abwaschen, dann klein schneiden.

3. Bringe das Wasser in einem Topf zum Kochen und gib das Gemüse sowie das Fleisch hinein. Bei geschlossenem Deckel und mittlerer Hitze für 15 Minuten köcheln lassen.

4. Sind Fleisch und Gemüse gar, nimmst du den Topf vom Herd und gibst den Birnensaft hinzu. Gut pürieren und zum Schluss das Öl dazugeben.

# Kartoffel-Spargel-Brei mit Hühnchen

**Zubereitungszeit:** 35 Minuten
**Haltbarkeit im Kühlschrank:** 2 Tage
**Haltbarkeit in der Tiefkühltruhe:** 2 Wochen

## Zutaten für 4 Portionen:

100g Spargel
200g Kartoffeln
100g Erbsen
80g Hühnchen
4 EL Rapsöl

## Zubereitung:

1. Schäle den Spargel sowie die Kartoffeln. Beides klein schneiden.

2. Das Hühnchen abwaschen und ebenfalls in kleine Stücke schneiden.

3. Gib Das Gemüse und das Fleisch in einen Topf und bedecke das Ganze mit Wasser. Zum Kochen bringen und mit Deckel 15 Minuten garen.

4. Ist das Gemüse weich, nimmst du den Topf vom Herd. Fein pürieren und anschließend das Öl untermischen.

5. Den Brei nun portionieren und einfrieren bzw. im Kühlschrank aufbewahren.

# Rinderhack mit Kohlrabi

**Zubereitungszeit:** 25 Minuten
**Haltbarkeit im Kühlschrank:** 2 Tage
**Haltbarkeit in der Tiefkühltruhe:** 2 Wochen

## Zutaten für 4 Portionen:

600ml Wasser
80g Hackfleisch vom Rind
200g Kartoffeln
2 Kohlrabi
4 EL Orangensaft, frisch gepresst
4 EL Rapsöl

## Zubereitung:

1. Als erstes werden Kohlrabi und Kartoffeln geschält und in kleine Würfel geschnitten. Das Kohlrabi-Grün nicht wegschmeißen, sondern fein hacken.

2. Nun das Wasser in einem Topf erhitzen, Fleisch und Gemüse hineingeben und mit Deckel 15 Minuten garen.

3. Sind Gemüse und Fleisch gar, nimmst du den Topf vom Herd. Gib den Orangensaft dazu und püriere das Ganze, bis es die gewünschte Konsistenz erreicht hat.

4. Das Öl noch untermischen und portionieren.

# Reis-Paprika-Brei (vegetarisch)

**Zubereitungszeit:** 35 Minuten
**Haltbarkeit im Kühlschrank:** 2 Tage
**Haltbarkeit in der Tiefkühltruhe:** 2 Wochen

## Zutaten für 4 Portionen:

100g Parboiled-Reis, Vollkorn
2 rote Paprika
20g Sesam, geschält
200ml Wasser
½ Orange, der Saft
4 EL Rapsöl

## Zubereitung:

1. Die Paprika putzen, entkernen und klein schneiden.

2. Nun das Wasser im Topf zum Kochen bringen, Reis, Paprika und Sesam hineingeben und mit Deckel 20 Minuten bei geringer Hitze köcheln.

3. Nach der Garzeit nimmst du den Topf vom Herd, gibst den Orangensaft hinzu und pürierst das ganze fein.

4. Zum Schluss das Öl unterrühren und portionieren.

# Auberginen-Brei mit Zwieback (vegetarisch)

**Zubereitungszeit:** 25 Minuten
**Haltbarkeit im Kühlschrank:** 2 Tage
**Haltbarkeit in der Tiefkühltruhe:** 2 Wochen

## Zutaten für 4 Portionen:

2 Auberginen
12 EL Apfelsaft
8 Stück Zwieback
4 Tomaten
4 EL Rapsöl

## Zubereitung:

1. Lege dein Backblech mit Backpapier aus. Schneide die Auberginen in der Mitte auseinander und lege sie mit der Schnittkante nach unten auf das Backblech. In den Ofen schieben und mit der Grillfunktion 5 Minuten bei 230°C garen, bis die Auberginen leicht gebräunt sind. Dann einmal wenden und nochmal 3 Minuten garen.

2. Inzwischen kannst du die Tomaten klein würfeln.

3. Den Zwieback gibst du in einen Beutel. Gut verschließen und mit dem Nudelholz fein zerbröseln.

4. Sind die Auberginen gar, nimmst du sie aus dem Ofen. Zusammen mit den Tomaten, dem Apfelsaft und dem Zwieback gut pürieren.

5. Das Öl einrühren und portionsweise abfüllen.

# Kartoffelbrei mit roter Beete (vegetarisch)

**Zubereitungszeit:** 30 Minuten
**Haltbarkeit im Kühlschrank:** 2 Tage
**Haltbarkeit in der Tiefkühltruhe:** 2 Wochen

## Zutaten für 4 Portionen:

250g Kartoffeln
300g Rote Beete
4 EL Sonnenblumenkerne
1 Orange, der Saft
100ml Wasser
4 EL Rapsöl

## Zubereitung:

1. Kartoffeln schälen und würfeln. Die Rote Beete mit Wasser abbrausen, schälen und ebenfalls klein schneiden. Dafür ziehst du besser Handschuhe an, damit sich deine Finger nicht rot verfärben.

2. Beides in einen Topf mit dem Wasser geben, zum Kochen bringen und mit Deckel für 10 Minuten garen.

3. Währenddessen kannst du die Sonnenblumenkerne fein hacken.

4. Ist das Gemüse weich, nimmst du den Topf vom Herd. Den Orangensaft sowie die Kerne hinzugeben und pürieren.

5. Ist der Brei noch etwas zu dick, gibst du einfach noch einen Schuss Wasser dazu.

6. Portionieren und einfrieren oder im Kühlschrank aufbewahren.

# Hafer-Blumenkohl-Brei (vegetarisch)

**Zubereitungszeit:** 25 Minuten
**Haltbarkeit im Kühlschrank:** 2 Tage
**Haltbarkeit in der Tiefkühltruhe:** 2 Wochen

## Zutaten für 4 Portionen:

200g Kartoffeln
400g Blumenkohl
4 EL Haferflocken
600ml Wasser
4 EL Apfelsaft
4 EL Rapsöl

## Zubereitung:

1. Zuerst die Kartoffeln schälen und klein schneiden. Den Blumenkohl putzen und in kleine Röschen teilen.

2. Erhitze dann das Wasser in einem Topf. Gib Blumenkohl und Kartoffeln hinein und koche das Gemüse mit geschlossenem Deckel für 15 Minuten bei mittlerer Hitze.

3. Ist das Gemüse gar, gibst du die Haferflocken dazu. Unter Rühren für weitere 3 Minuten offen kochen.

4. Nimm dann den Topf vom Herd, gib den Apfelsaft hinein und püriere das Ganze zu einem Brei.

5. Öl einrühren und anschließend portionieren.

# Kartoffelbrei mit Avocado (vegetarisch)

**Zubereitungszeit:** 10 Minuten
**Haltbarkeit im Kühlschrank:** 2 Tage
**Haltbarkeit in der Tiefkühltruhe:** 2 Wochen

## Zutaten für 4 Portionen:

200ml Wasser
750g Kartoffeln
2 Avocados
4 EL Rapsöl

## Zubereitung:

1. Zuerst werden die Kartoffeln geschält, klein geschnitten und mit dem Wasser 25 Minuten gargekocht. Dann den Topf vom Herd nehmen.

2. Die Avocados vom Stein befreien und aus der Schale löffeln. Dann zu den Kartoffeln hinzugeben, gut pürieren.

3. Im Anschluss Öl hinzufügen und portionieren.

## Tipp:

Als Eiweißquelle kannst du diesen Gemüsebrei mit Haferflocken servieren.

# Kartoffel-Mais-Brei

**Zubereitungszeit:** 40 Minuten
**Haltbarkeit im Kühlschrank:** 2 Tage
**Haltbarkeit in der Tiefkühltruhe:** 2 Wochen

## Zutaten für 4 Portionen:

450g frische Mais
150ml Apfelsaft
225g Kartoffeln
4 EL Rapsöl

## Zubereitung:

1. Schäle als erstes die Kartoffeln, schneide sie klein und bedecke sie in einem Topf mit Wasser. Zum Kochen bringen und mit Deckel garen, bis die Kartoffeln weich sind.

2. Den Mais hinzugeben, etwas Wasser nachfüllen und 5 Minuten weiter köcheln lassen.

3. Nun den Topf vom Herd nehmen und pürieren.

4. Streiche den Brei durch ein Sieb, um die groben Maisstücke herauszubekommen. Dann Öl einrühren und portionieren.

# Mairüben-Kartoffelbrei mit Hackfleisch

**Zubereitungszeit:** 40 Minuten
**Haltbarkeit im Kühlschrank:** 2 Tage
**Haltbarkeit in der Tiefkühltruhe:** 2 Wochen

## Zutaten für 4 Portionen:

100g Hackfleisch
500g Mairüben
1 Birne
250g Kartoffeln
4 EL Rapsöl

## Zubereitung:

1. Schneide das Grün der Rüben weg. Dann Gemüse und Birne schälen und in kleine Würfel schneiden.

2. Bedecke das Ganze mit Wasser, aufkochen und mit Deckel 15 Minuten bei geringer Hitze garen.

3. Dann das Hackfleisch in den Topf geben und für 10 Minuten mit garen.

4. Abgießen und das Wasser auffangen.

5. Gemüse und Fleisch werden nun fein püriert. Wenn nötig, kannst du noch etwas Wasser hinzugeben. Öl hinzufügen und portionieren.

# Zucchini-Brei mit Pastinaken (vegetarisch)

**Zubereitungszeit:** 45 Minuten
**Haltbarkeit im Kühlschrank:** 2 Tage
**Haltbarkeit in der Tiefkühltruhe:** 2 Wochen

## Zutaten für 4 Portionen:

150g Kartoffeln
100ml Wasser
300g Pastinaken
300g Zucchini
4 TL Rapsöl

## Zubereitung:

1. Schäle das Gemüse und schneide es klein. Gib Kartoffeln und Pastinaken in das Wasser, aufkochen und mit Deckel 10 Minuten köcheln.

2. Nun Zucchini hineingeben und nochmal 10 Minuten köcheln, bis das Gemüse weich ist. Wenn nötig, etwas Wasser nachgießen.

3. Nach der Garzeit vom Herd nehmen und pürieren. Rapsöl einrühren und in 4 Portionen teilen.

# Sellerie-Hänchen-Brei mit Apfel

**Zubereitungszeit:** 35 Minuten
**Haltbarkeit im Kühlschrank:** 2 Tage
**Haltbarkeit in der Tiefkühltruhe:** 2 Wochen

## Zutaten für 4 Portionen:

360g Knollensellerie
120g Hähnchen
200g Kartoffeln
200g Apfel
4 EL Rapsöl

## Zubereitung:

1. Schäle Sellerie und Kartoffeln, dann klein schneiden und in einen Topf geben.

2. Fleisch ebenfalls klein machen und zum Gemüse in den Topf. Alles mit Wasser bedecken, aufkochen und 10 Minuten köcheln.

3. Den Apfel schälen, klein schneiden und mit in den Topf geben. 5 Minuten weiterkochen, dann den Topf vom Herd nehmen.

4. Das Ganze fein pürieren und das Öl untermischen.

# Kichererbsen-Brei

**Zubereitungszeit:** 45 Minuten
**Haltbarkeit im Kühlschrank:** 2 Tage
**Haltbarkeit in der Tiefkühltruhe:** 2 Wochen

## Zutaten für 4 Portionen:

100g Vollkornreis
160g gekochte Kichererbsen
300g gelbe Zucchini
6 EL Orangensaft
4 EL Rapsöl

## Zubereitung:

1. Koche den Reis nach Anleitung.

2. In der Zwischenzeit die Zucchini klein schneiden. In einen Topf geben, mit Wasser bedecken und mit Deckel 10 Minuten kochen.

3. Den Reis sowie die Kichererbsen und den Saft zu den Zucchini dazugeben und pürieren.

4. Öl untermischen, dann portionieren.

# Topinambur-Brei

**Zubereitungszeit:** 40 Minuten
**Haltbarkeit im Kühlschrank:** 2 Tage
**Haltbarkeit in der Tiefkühltruhe:** 2 Wochen

## Zutaten für 4 Portionen:

120g Rinderhack
2 Kartoffeln
6 Möhren
120g Topinambur
4 EL Rapsöl

## Zubereitung:

1. Zuerst Möhren und Kartoffeln schälen und klein schneiden. Topinambur ebenfalls schälen und in kleine Stücke schneiden. Alles zusammen in einen Topf geben, mit Wasser bedecken und zum Kochen bringen.

2. Hackfleisch mit in den Topf geben und mit Deckel 15 Minuten garen, bis alles weich ist.

3. Den Topf vom Herd nehmen und pürieren.

4. Zum Schluss das Öl einrühren

# Spaghetti Bolognese Brei

**Zubereitungszeit:** 20 Minuten
**Haltbarkeit im Kühlschrank:** 2 Tage
**Haltbarkeit in der Tiefkühltruhe:** 2 Wochen

## Zutaten für 4 Portionen:

70g Vollkornspaghetti
170g Möhren
130g Tartar
250g passierte Tomaten
30g Sellerie, klein gewürfelt
8 EL Apfelsaft
Etwas Wasser
4 EL Rapsöl

## Zubereitung:

1. Möhren schälen, klein schneiden und mit der Sellerie in einen Topf mit Wasser geben. Beides 10 Minuten köcheln. Dann mit 200g Tomaten ablöschen, das Tartar mit dazugeben und 10 Minuten kochen.

2. Anschließend brichst du die Spaghetti in kleine Stücke, gibst sie mit in den Topf und kochst das Ganze nochmal für 5-10 Minuten. Wenn nötig, gieße den Rest passierte Tomaten dazu.

3. Nimm den Topf vom Herd, gib den Apfelsaft hinein und püriere alles fein.

4. Im Anschluss das Öl untermischen und portionieren.

# Leichter Hühnchen-Brei mit Zucchini

**Zubereitungszeit:** 45 Minuten
**Haltbarkeit im Kühlschrank:** 2 Tage
**Haltbarkeit in der Tiefkühltruhe:** 2 Wochen

## Zutaten für 4 Portionen:

80g Hühnchen
200g Kartoffeln
200g Zucchini
4 EL Rapsöl

## Zubereitung:

1. Zucchini und Kartoffeln schälen, klein schneiden und mit ausreichend Wasser 10 Minuten kochen.

2. Das Hühnerfleisch abwaschen, klein schneiden und mit in den Topf geben. Weitere 10 Minuten kochen lassen.

3. Den Topf vom Herd nehmen und pürieren.

4. Öl untermischen, die erste Portion gleich füttern, den Rest einfrieren.

# Süßkartoffel-Brei mit Orange

**Zubereitungszeit:** 1,5 Stunden
**Haltbarkeit im Kühlschrank:** 2 Tage
**Haltbarkeit in der Tiefkühltruhe:** 2 Wochen

## Zutaten für 4 Portionen:

2 Süßkartoffeln
3 EL Baby-Milchpulver
4 El Orangensaft, frisch gepresst
4 TL Rapsöl

## Zubereitung:

1. Wasche die Süßkartoffeln gut ab und lege sie dann in eine Auflaufform.

2. Heize den Ofen auf 200°C Ober/Unterhitze vor, dann schiebe die Kartoffeln für eine Stunde in den Ofen.

3. Lass die Kartoffeln gut auskühlen, dann schälen und in kleine Stücke schneiden.

4. Gib das Milchpulver und den Saft zu den Kartoffeln und püriere alles sehr fein.

5. Noch das Öl untermischen und portionieren.

# Brei mit Bulgur, Bananen, Mango und Mandeln (milchfrei)

**Zubereitungszeit:** 25 Minuten
**Haltbarkeit im Kühlschrank:** 2 Tage

## Zutaten für 4 Portionen:

80 EL Bulgur
200ml Wasser
1 Mango
2 Bananen
20g Mandelkerne mit Schale
200ml Wasser
4 TL Rapsöl

## Zubereitung:

1. Zerkleinere die Mandeln im Blitzhacker ganz fein.

2. Gib das Wasser zusammen mit dem Bulgur in einen Topf. Zum Kochen bringen und bei geringer Hitze 15 Minuten mit Deckel ziehen lassen.

3. Inzwischen werden die Bananen klein geschnitten und zu grobem Mus zerdrückt. Dieses gibst du nach der Garzeit zum Bulgur in den Topf. Gut vermengen.

4. Schäle die Mango und schneide sie in kleine Würfel. Die Mango zusammen mit dem Öl in den Brei mischen. Die Mandeln unterrühren und anschließend portionieren.

# Birnen-Zwieback-Brei (milchfrei)

**Zubereitungszeit:** 20 Minuten
**Haltbarkeit im Kühlschrank:** 2 Tage
**Haltbarkeit in der Tiefkühltruhe:** 2 Wochen

## Zutaten für 4 Portionen:

2 Birnen
8 Stück Zwieback
16 EL Apfelsaft
4 TL Rapsöl

## Zubereitung:

1. Die Birne als erstes entkernen und klein schneiden.

2. Die Birne zusammen mit dem Apfelsaft in einen Topf geben. Aufkochen, dann etwa 5 Minuten bei mittlerer Hitze garen, bis die Birne weich ist. Anschließend vom Herd nehmen und abkühlen lassen.

3. Den Zwieback in einen Gefrierbeutel geben, gut verschließen und mit dem Nudelholz zerbröseln.

4. Öl und Zwieback unter die Birnen mischen und grob zu einem Brei vermengen.

5. Sollte der Brei noch etwas dick sein, einfach ein bisschen Apfelsaft unterrühren.

6. Anschließend portionieren.

# Reisflocken-Avocado-Brei (milchfrei)

**Zubereitungszeit:** 15 Minuten
**Haltbarkeit im Kühlschrank:** 2 Tage

## Zutaten für 4 Portionen:

240g Avocado
100g Reisflocken
600ml Wasser
4 EL Apfelsaft

## Zubereitung:

1. Mische Reisflocken und Wasser in einem Topf, dann aufkochen und unter ständigem Rühren 2 Minuten köcheln. Dann nimmst du den Topf vom Herd.

2. Entferne den Stein der Avocado und schneide es klein.

3. Das Fruchtfleisch mit dem Apfelsaft zusammen in den Topf zu den Reisflocken geben und pürieren.

4. Ist der Brei noch zu dickflüssig, mit etwas Wasser verdünnen.

# Abend-Trinkbrei (mit Milch)

**Zubereitungszeit:** 10 Minuten
**Haltbarkeit im Kühlschrank:** 2 Tage
**Haltbarkeit in der Tiefkühltruhe:** 2 Wochen

## Zutaten für 4 Portionen:

80g Mehrkornflocken
800ml Milch 3,5% Fett
8 EL Möhrensaft

## Zubereitung:

1. Die Milch in einen Topf geben und mit den Mehrkornflocken zusammen aufkochen. Unter rühren 2 Minuten quellen lassen.

2. Nimm den Topf vom Herd, dann den Möhrensaft hineinmischen.

3. Fülle den Trinkbrei in einen Becher oder eine Trinkflasche ab, den Rest im Kühlschrank aufbewahren oder einfrieren.

# Birnen-Hafer-Brei (mit Milch)

**Zubereitungszeit:** 15 Minuten
**Haltbarkeit im Kühlschrank:** 2 Tage
**Haltbarkeit in der Tiefkühltruhe:** 2 Wochen

## Zutaten für 4 Portionen:

80g Haferflocken
3 Birnen
800ml Milch 3,5% Fett

## Zubereitung:

1. Die Birnen schälen, entkernen und mit der Reibe fein raspeln.

2. Die Milch bringst du in einem Topf zum Kochen und rührst anschließend die Haferflocken hinein. 2 Minuten unter Rühren kochen lassen.

3. Nimm den Topf vom Herd und rühre die Birnen hinein. Zusammen etwa 5 Minuten ziehen lassen.

4. Im Anschluss pürieren und die erste Portion gleich füttern. Den Rest portionieren und aufbewahren.

# Trauben-Getreide-Brei (milchfrei)

**Zubereitungszeit:** 15 Minuten
**Haltbarkeit im Kühlschrank:** 2 Tage
**Haltbarkeit in der Tiefkühltruhe:** 2 Wochen

## Zutaten für 4 Portionen:

80g Hirseflocken
400g Trauben, ohne Kerne
4 EL Rapsöl
500ml Wasser

## Zubereitung:

1. Bringe das Wasser in einem Topf zum Kochen und rühre die Hirseflocken hinein. Die Hitze reduzieren und 3 Minuten unter Rühren quellen lassen. Dann nimmst du den Topf vom Herd.

2. Die Trauben werden abgewaschen und in der Mitte geteilt.

3. Öl und Trauben zu den Hirseflocken geben, das ganze gut pürieren.

# Milchbrei mit Apfel

**Zubereitungszeit:** 15 Minuten
**Haltbarkeit im Kühlschrank:** 2 Tage
**Haltbarkeit in der Tiefkühltruhe:** 2 Wochen

## Zutaten für 4 Portionen:

80g Dinkelmehl
800ml Milch 3,5% Fett
8 EL Apfelsaft

## Zubereitung:

1. Gib etwa 300ml Milch zusammen mit dem Mehl in einen verschließbaren Becher. Das Ganze gut schütteln, sodass sich keine Klumpen bilden können.

2. Den Rest der Milch in einem Topf geben, die Mehl-Milch-Mischung einrühren und unter Rühren aufkochen.

3. Bei geringer Hitze für 5 Minuten köcheln lassen. Dann den Topf vom Herd nehmen, den Apfelsaft einrühren und portionieren.

4. Dieser Brei kann mit der Trinkflasche gefüttert werden und ist perfekt für den Abend geeignet.

# Milchbrei mit Orangen

**Zubereitungszeit:** 20 Minuten
**Haltbarkeit im Kühlschrank:** 2 Tage

## Zutaten für 4 Portionen:

60g Polenta
200g Banane
800ml Milch 3,5% Fett
2 Orangen, der Saft

## Zubereitung:

1. Als erstes wird die Milch in einem Topf erwärmt und die Polenta eingerührt. Das Ganze aufkochen lassen und bei geringer Hitze 5 Minuten köcheln. Dabei stetig rühren.

2. Die Banane wir klein geschnitten und zu Mus zerdrückt.

3. Nach der Garzeit nimmst du die Polenta vom Herd, rührst das Bananenmus sowie den Orangensaft hinein. Gut vermengen und portionsweise füttern.

# Couscous-Brei mit Pfirsich

**Zubereitungszeit:** 15 Minuten
**Haltbarkeit im Kühlschrank:** 2 Tage
**Haltbarkeit in der Tiefkühltruhe:** 2 Wochen

## Zutaten für 4 Portionen:

4 Pfirsiche
20 TL gemahlene Mandeln
12 EL Couscous
4 TL Sahne

## Zubereitung:

1. Bereite den Couscous ach Packungsanleitung zu.

2. Übergieße die Pfirsiche mit heißem Wasser, dann lässt er sich besser häuten. Danach den Stein entfernen und zusammen mit der Sahne zu Mus pürieren.

3. Das Mus mit den Mandeln und dem Couscous mischen und portionieren.

# Bircher-Müsli für Babys

**Zubereitungszeit:** 15 Minuten
**Haltbarkeit im Kühlschrank:** 2 Tage

## Zutaten für 4 Portionen:

4 getrocknete Feigen
2 Bananen
2 Äpfel
400ml Milch 3,5% Fett
200ml Wasser
120g zarte Haferflocken
4 EL Rapsöl

## Zubereitung:

1. Zuerst wird der Apfel mit der Reibe fein geraspelt. Die Feigen werden in kleine Würfel geschnitten und die Bananen zu Mus zerdrückt.

2. Schmelze in einem Topf ein kleines Stück Butter und dünste Äpfel und Feigen darin kurz an. Dann die Haferflocken dazugeben und unter Rühren mitdünsten.

3. Mit Milch und Wasser ablöschen, aufkochen und bei geringer Hitze 5 Minuten köcheln.

4. Nimm den Topf vom Herd, gib das Bananenmus dazu und vermenge das Ganze.

5. Portionieren, dann die erste Portion gleich füttern. Den Rest im Kühlschrank aufbewahren.

# Kokos-Getreide-Flocken mit Beeren

**Zubereitungszeit:** 10 Minuten
**Haltbarkeit im Kühlschrank:** 2 Tage

## Zutaten für 4 Portionen:

4 Erdbeeren
9 Himbeeren
9 Brombeeren
12 EL Schmelzflocken
4 EL Kokosflocken
400ml Milch 3,5% Fett
4 EL Rapsöl

## Zubereitung:

1. Die Beeren zuerst gut waschen und klein schneiden.

2. Bringe die Milch in einen Topf zum Kochen, gib Schmelzflocken hinein und rühre das Ganze gut durch. Vom Herd nehmen und 5 Minuten quellen lassen.

3. Mische die Beeren hinein, kurz pürieren.

4. Anschließend die Kokosflocken und das Öl einrühren.

# Melonen-Zwieback-Brei (milchfrei)

**Zubereitungszeit:** 10 Minuten
**Haltbarkeit im Kühlschrank:** 2 Tage

## Zutaten für 4 Portionen:

8 Stück Zwieback
400g Melone
4 TL Rapsöl

## Zubereitung:

1. Den Zwieback in einen Gefrierbeutel geben, gut verschließen und mit dem Nudelholz zerbröseln.

2. Das Fruchtfleisch der Melone von der Schale schneiden und zerdrücken.

3. Mit dem Zwieback und dem Öl vermengen.

4. Portionieren und im Kühlschrank aufbewahren.

# Süßer Honigmelonen-Brei

**Zubereitungszeit:** 20 Minuten
**Haltbarkeit im Kühlschrank:** 2 Tage
**Haltbarkeit in der Tiefkühltruhe:** 2 Wochen

## Zutaten für 4 Portionen:

4 Stück Zwieback
150g Honigmelone
4 TL Rapsöl

## Zubereitung:

1. Gib den Zwieback in einen Gefrierbeutel und zerbrösle sie mit dem Nudelholz.

2. Wasche die Melone und befreie sie von den Kernen.

3. Gib das Fruchtfleisch in den Mixer und püriere es sehr fein.

4. Dann mit dem Zwieback und dem Öl vermengen, anschließend portionieren.

# Feiner Mirabellenbrei

**Zubereitungszeit**: 25 Minuten
**Haltbarkeit im Kühlschrank**: 2 Tage
**Haltbarkeit in der Tiefkühltruhe:** 2 Wochen

## Zutaten für 4 Portionen:

8 Stück Zwieback
8 EL Apfelsaft
400g Mirabellen
4 EL Rapsöl

## Zubereitung:

1. Zuerst die Mirabellen sehr gründlich waschen, dann die Kerne herausschneiden und in der Mitte teilen. Mit dem Apfelsaft in einen Topf geben und 5 Minuten bei mittlerer Hitze köcheln.

2. Nimm den Topf vom Herd und püriere die Mirabellen fein zu Mus.

3. Gib den Zwieback in einen Gefrierbeutel und zerbrösele ihn mit dem Nudelholz.

4. Alles zusammenmischen und das Öl hinzugeben.

# Aprikosenbrei mit Banane

**Zubereitungszeit:** 15 Minuten
**Haltbarkeit im Kühlschrank:** 2 Tage
**Haltbarkeit in der Tiefkühltruhe:** 2 Wochen

## Zutaten für 4 Portionen:

1 Banane
6 Aprikosen
400ml Wasser
80g Haferflocken

## Zubereitung:

1. Schneide den Kern aus der Aprikose und zerkleinere sie. Dann gibst du sie mit dem Wasser in einen Topf. Das Ganze aufkochen, dann 2 Minuten bei geringer Hitze köcheln.

2. Nimm den Topf vom Herd, gib die Haferflocken hinein, umrühren und 5 Minuten ziehen lassen.

3. Die Banane zu Mus zerdrücken und in den Brei rühren.

# Nektarinen-Grießbrei

**Zubereitungszeit:** 20 Minuten
**Haltbarkeit im Kühlschrank:** 2 Tage
**Haltbarkeit in der Tiefkühltruhe:** 2 Wochen

## Zutaten für 4 Portionen:

40g Grieß
200ml Wasser
200g Nektarinen
2 EL Rapsöl

## Zubereitung:

1. Das Wasser wird in einem Topf zum Kochen gebracht, dann wird der Grieß hinein gerührt. Den Topf gleich vom Herd nehmen und 5 Minuten quellen lassen.

2. In der Zwischenzeit kannst du die Nektarinen schälen und klein schneiden.

3. Füge nun die Nektarinen zum Brei, püriere das Ganze klein und rühre das Öl anschließend dazu.

# Gesunder Schoko-Brei

**Zubereitungszeit:** 10 Minuten
**Haltbarkeit im Kühlschrank:** 2 Tage
**Haltbarkeit in der Tiefkühltruhe:** 2 Wochen

## Zutaten für 4 Portionen:

2 Bananen
1 Avocado, das Fruchtfleisch
2 EL Kakao (zuckerfrei)

## Zubereitung:

1. Schneide das Fruchtfleisch der Avocado klein.

2. Dann die Banane schälen und ebenfalls klein schneiden.

3. Im Anschluss beides zusammen in eine Schüssel geben, den Kakao hinzufügen und fein pürieren.

# Baby-Fruchtjoghurt

**Zubereitungszeit:** 25 Minuten
**Haltbarkeit im Kühlschrank:** 2 Tage
**Haltbarkeit in der Tiefkühltruhe:** 2 Wochen

## Zutaten für 4 Portionen:

100g Joghurt. Natur
50g Fruchtmark, ungesüßt
50g Früchte, klein geschnitten
4 EL Amaranth

## Zubereitung:

1. Mische Amaranth, Joghurt und Fruchtmark miteinander.

2. Gib nun das geschnittene Obst in einen Mixer und püriere es fein.

3. Beides miteinander vermengen und portionieren.

# Butterkeks-Apfel-Brei (mit Milch)

**Zubereitungszeit:** 20 Minuten
**Haltbarkeit im Kühlschrank:** 2 Tage
**Haltbarkeit in der Tiefkühltruhe:** 2 Wochen

## Zutaten für 4 Portionen:

200g Vollkorn-Butterkekse
200ml Milch 3,5% Fett
3 Äpfel
4 EL Apfel-Direktsaft

## Zubereitung:

1. Die Butterkekse in einen Gefrierbeutel geben und mit dem Nudelholz klein bröseln.

2. Erhitze die Milch und rühre die Butterkekse hinein. Vom Herd nehmen und quellen lassen.

3. Die Äpfel schälen, die Kerne entfernen und in kleine Würfel schneiden.

4. Die Äpfel sowie den Saft in die Milch rühren und wenn nötig, etwas pürieren.

# Lachs-Chinakohl-Brei

**Zubereitungszeit:** 40 Minuten
**Haltbarkeit im Kühlschrank:** 2 Tage
**Haltbarkeit in der Tiefkühltruhe:** 2 Wochen

## Zutaten für 4 Portionen:

200g Kartoffeln
160g Lachsfilet
1 Chinakohl
4 EL Apfelsaft
360ml Wasser
4 EL Rapsöl

## Zubereitung:

1. Als erstes wird der Chinakohl on feine Streifen geschnitten.

2. Kartoffeln schälen und klein würfeln.

3. Lass das Wasser in einem Topf aufkochen, dann Kartoffeln und Chinakohl hineingeben. Alles für 10 Minuten mit Deckel dünsten.

4. Währenddessen kontrollierst du, ob der Lachs komplett grätenfrei ist. Wenn nicht, die Gräte mit einer Pinzette entfernen. Dann den Lachs abspülen und trocknen. Dann in kleine Würfel schneiden.

5. Nach der Garzeit gibst du den Apfelsaft zum Gemüse und mischst den Lachs darunter. 5 Minuten zusammen dünsten.

6. Zum Schluss wird der Topf vom Herd genommen und das Ganze fein püriert. Öl hineinmischen und portionieren.

# Steckrübenbrei mit Nudeln und Schwein

**Zubereitungszeit:** 35 Minuten
**Haltbarkeit im Kühlschrank:** 2 Tage
**Haltbarkeit in der Tiefkühltruhe:** 2 Wochen

## Zutaten für 4 Portionen:

1 Orange, der Saft
400g Steckrüben
80g Schweineschnitzel
120g Vollkornnudeln
4 EL Rapsöl
200ml Wasser

## Zubereitung:

1. Das Schnitzel wird gewaschen und in kleine Stücke geschnitten.

2. Steckrüben schälen und klein würfeln.

3. Das Gemüse mit dem Fleisch in einen Topf mit 200ml Wasser geben, aufkochen und 20 Minuten bei geringer Hitze köcheln.

4. Inzwischen werden die Nudeln nach Packungsangaben gekocht. In ein Sieb abschütten und auskühlen lassen.

5. Sind Gemüse und Fleisch gar, gibst du Nudeln, Saft und Öl mit in den Topf.

6. Je nach Belieben pürieren und anschließend portionieren.

# Lachs-Möhren-Brei

**Zubereitungszeit:** 30 Minuten
**Haltbarkeit im Kühlschrank:** 2 Tage
**Haltbarkeit in der Tiefkühltruhe:** 2 Wochen

## Zutaten für 4 Portionen:

4 Möhren
160g Lachsfilet
200g Kartoffeln
2 Orangen, der Saft
4 EL Rapsöl

## Zubereitung:

1. Möhren und Kartoffeln schälen, dann in kleine Würfel schneiden.

2. Koch das Wasser in einem Topf auf und gib das Gemüse dazu. Mit geschlossenem Deckel bei geringer Hitze 10 Minuten köcheln lassen.

3. Währenddessen den Lachs auf Gräten prüfen und klein schneiden.

4. Nach den 10 Minuten gibst du den Lachs zum Gemüse dazu, nochmals 5 Minuten köcheln.

5. Nach der Garzeit nimmst du den Topf vom Herd, gibst den Orangensaft hinein und pürierst das Ganze.

6. Öl untermischen und portionieren.

# Kohlrabi-Erbsen-Brei mit Lachs

**Zubereitungszeit:** 20 Minuten
**Haltbarkeit im Kühlschrank:** 2 Tage
**Haltbarkeit in der Tiefkühltruhe:** 2 Wochen

## Zutaten für 4 Portionen:

250g Lachsfilet
200g Süßkartoffeln
200g Kohlrabi
750g Erbsen
400ml Wasser
4 EL Rapsöl

## Zubereitung:

1. Schäle das Gemüse und schneide es in kleine Würfel. Den Lachs auf Gräten untersuchen und ebenfalls klein schneiden.

2. Kartoffeln, Erbsen und Kohlrabi in einen Topf mit Wasser geben und aufkochen. Bei geringer Hitze mit Deckel 5 Minuten köcheln.

3. Gib nun den Lachs hinein und koche alles zusammen für weitere 10 Minuten.

4. Ist die Garzeit um, nimmst du den Topf vom Herd und pürierst alles zu einem Brei.

5. Rapsöl einrühren und portionsweise einfrieren.

# Champignon-Pastinaken-Brei mit Rinderhack

**Zubereitungszeit:** 30 Minuten
**Haltbarkeit im Kühlschrank:** 2 Tage
**Haltbarkeit in der Tiefkühltruhe:** 2 Wochen

## Zutaten für 4 Portionen:

200g Rinderhack
120g Champignons
4 Pastinaken
4 EL Apfelsaft
4 EL Rapsöl

## Zubereitung:

1. Zuerst die Pastinaken schälen und die Champignons putzen. Beides klein schneiden.

2. Bringe das Wasser in einem Topf zum Kochen. Das Gemüse sowie das Hackfleisch hineingeben, zusammen 20 Minuten mit Deckel bei geringer Hitze köcheln.

3. Nimm den Topf nach der Garzeit vom Herd und püriere das Ganze zu einem Brei.

4. Rapsöl hinzufügen und portionieren.

# Lachs-Kürbis-Brei

**Zubereitungszeit:** 35 Minuten
**Haltbarkeit im Kühlschrank:** 2 Tage
**Haltbarkeit in der Tiefkühltruhe:** 2 Wochen

## Zutaten für 4 Portionen:

½ Hokkaido-Kürbis
80g Lachsfilet
100g Vollkornnudeln
8 EL Fruchtsaft nach Wahl
4 EL Rapsöl

## Zubereitung:

1. Schäle den Kürbis, entfernen die Kerne und schneide ihn klein.
2. Untersuche den Lachs auf Gräten, ebenfalls klein schneiden.
3. Gib Lachs und Kürbis in einen Topf, bedecke das Ganze knapp mit Wasser und bring es zum Kochen. Dann bei geringer Hitze 15 Minuten köcheln, bis der Kürbis weich ist.
4. Inzwischen die Nudeln nach Anleitung kochen und abschütten.
5. Nimm den Topf vom Herd, gib Nudeln und Saft hinein und püriere alle Zutaten miteinander.
6. Anschließend das Öl untermischen und portionieren.

# Hähnchenbrei mit Zucchini

**Zubereitungszeit:** 25 Minuten
**Haltbarkeit im Kühlschrank:** 2 Tage
**Haltbarkeit in der Tiefkühltruhe:** 2 Wochen

## Zutaten für 4 Portionen:

200g Zucchini
120g Hähnchen
200g Kartoffeln
200g Sellerie
12 EL Apfelsaft
4 EL Rapsöl

## Zubereitung:

1. Wasche die Zucchini und schneide sie klein.

2. Kartoffeln und Sellerie werden ebenfalls geschält und klein geschnitten

3. Das Hähnchen waschen, abtupfen und in kleine Stücke schneiden.

4. Gib das Gemüse und das Hähnchen in einen Topf, fülle diesen mit Wasser auf, bis alles bedeckt ist und koche das Ganze 15 Minuten mit Deckel.

5. Vom Herd nehmen, den Apfelsaft dazu geben und pürieren. Anschließend das Öl untermischen.

# Brokkoli-Brei mit Pute

**Zubereitungszeit:** 25 Minuten
**Haltbarkeit im Kühlschrank:** 2 Tage
**Haltbarkeit in der Tiefkühltruhe:** 2 Wochen

## Zutaten für 4 Portionen:

200g Fenchel
120g Putenschnitzel
200g Brokkoli
100g Reis
240ml Wasser
12 EL Orangensaft
4 EL Rapsöl

## Zubereitung:

1. Koche den Reis nach Packungsanleitung. Abschütten und abtropfen lassen.

2. Das Gemüse wird gewaschen und klein geschnitten.

3. Nun das Putenschnitzel abwaschen, abtupfen und ebenfalls klein schneiden.

4. Gib Gemüse und Fleisch in einen Topf mit dem Wasser, aufkochen und für 15 Minuten garkochen.

5. Nimm nun den Topf vom Herd, gib den Saft hinein und püriere alles sehr fein.

6. Das Öl hinzugeben und portionieren.

# Spinat-Brei (vegetarisch)

**Zubereitungszeit:** 15 Minuten
**Haltbarkeit im Kühlschrank:** 2 Tage
**Haltbarkeit in der Tiefkühltruhe:** 2 Wochen

## Zutaten für 4 Portionen:

400g TK-Blattspinat
60g Couscous
400ml Wasser
3 EL Rapsöl

## Zubereitung:

1. Taue den Spinat mit etwas Wasser in einem Topf auf.

2. Gib den Couscous hinein und erhitze das Ganze. Dann das Wasser einfüllen und aufkochen.

3. Nimm den Topf vom Herd uns lass den Topfinhalt 3 Minuten ziehen.

4. Danach pürieren und das Öl dazu geben.

# Kartoffel-Poulet-Brei

**Zubereitungszeit:** 45 Minuten
**Haltbarkeit im Kühlschrank:** 2 Tage
**Haltbarkeit in der Tiefkühltruhe:** 2 Wochen

## Zutaten für 4 Portionen:

400g Süßkartoffeln
80g Poulet-Filet
1 Apfel, fein gerieben
120ml Wasser
4 EL Rapsöl

## Zubereitung:

1. Süßkartoffeln schälen und in kleine Stücke schneiden. Das Poulet-Filet ebenfalls klein schneiden.

2. Beides mit dem Wasser in einen Topf geben, aufkochen und bei geringer Hitze mit Deckel 30 Minuten garen.

3. Ist alles gar, vom Herd nehmen und pürieren. Anschließend das Öl einrühren.

# Kohlrabi-Karotten-Brei (vegetarisch)

**Zubereitungszeit:** 20 Min.
**Haltbarkeit im Kühlschrank:** 2 Tage
**Haltbarkeit in der Tiefkühltruhe:** 2 Wochen

## Zutaten für 4 Portionen:

200g Kartoffeln
200g Kohlrabi
200g Karotten
280ml Wasser
40g Dinkelflocken
8 EL Apfelsaft
4 EL Rapsöl

## Zubereitung:

1. Schäle das Gemüse und schneide es klein. Zusammen mit dem Wasser in einen Topf geben und 15 Minuten mit Deckel köcheln.

2. Nimm den Topf vom Herd, gib die Dinkelflocken dazu und lasse das Ganze für 4 Minuten quellen.

3. Saft hineingeben und pürieren.

4. Zum Schluss das Öl einrühren und portionieren.

# Kürbis-Linsen-Brei (vegetarisch)

**Zubereitungszeit:** 10 Minuten
**Haltbarkeit im Kühlschrank:** 2 Tage
**Haltbarkeit in der Tiefkühltruhe:** 2 Wochen

## Zutaten für 4 Portionen:

300g Kartoffeln
350ml Wasser
400g Kürbis
80g Linsen
8 EL Orangensaft
4 EL Rapsöl

## Zubereitung:

1. Gib die Linsen zusammen mit dem Wasser in einen Topf. Koche das Ganze auf und drehe die Hitze herunter. Bei geringer Hitze 5 Minuten köcheln lassen.

2. Das Gemüse schälen und in Würfel schneiden. Dann zu den Linsen in den Topf geben und weitere 20 Minuten kochen, bis alles weich ist.

3. Vom Herd nehmen, den Saft mit dazugeben und pürieren.

4. Öl einrühren und portionieren.

# Nudel-Möhren-Brei

**Zubereitungszeit:** 25 Minuten
**Haltbarkeit im Kühlschrank:** 2 Tage
**Haltbarkeit in der Tiefkühltruhe:** 2 Wochen

## Zutaten für 4 Portionen:

120g gemischtes Hackfleisch
400g Möhren
100g Vollkornnudeln
200ml Wasser
8 EL Orangensaft
4 EL Rapsöl

## Zubereitung:

1. Koche die Nudeln nach Packungsanleitung. Abschütten und abtropfen lassen.

2. Gib etwas Öl in einen Topf und dünste das Hackfleisch krümelig an.

3. Schäle die Möhren, schneide sie klein und gib sie mit dem Wasser zum Hackfleisch in den Topf. Alles zusammen für 20 Minuten garen.

4. Vom Herd nehmen, den Saft sowie die Nudeln einrühren und pürieren.

5. Anschließend das Öl untermischen.

# Hirse-Erbsen-Brei (vegetarisch)

**Zubereitungszeit:** 20 Minuten
**Haltbarkeit im Kühlschrank:** 2 Tage
**Haltbarkeit in der Tiefkühltruhe:** 2 Wochen

## Zutaten für 4 Portionen:

400g Erbsen, tiefgekühlt
40g Hirseflocken
200g Kartoffeln
9 EL Apfelsaft
4 EL Rapsöl

## Zubereitung:

1. Schäle die Kartoffeln und schneide sie klein. Nun zusammen mit den Erbsen in einen Topf geben, mit Wasser bedecken und 10 Minuten kochen.

2. Schalte den Herd aus und gib die Hirse hinein. Für 5 Minuten ziehen lassen.

3. Füge den Apfelsaft hinzu, püriere alles fein und rühre das Öl mit in den Brei.

# Möhren-Rindfleisch-Brei mit Nudeln

**Zubereitungszeit:** 20 Minuten
**Haltbarkeit im Kühlschrank:** 2 Tage
**Haltbarkeit in der Tiefkühltruhe:** 2 Wochen

## Zutaten für 4 Portionen:

80g Rinderfilet
400g Möhren
100g Vollkornnudeln
400ml Wasser
8 EL Birnensaft
4 EL Rapsöl

## Zubereitung:

1. Schäle die Möhren, schneide sie in kleine Würfel und gib sie mit dem Wasser in den Topf.

2. Das Fleisch waschen, klein schneiden und in den Topf dazugeben.

3. Möhren und Fleisch zum Kochen bringen und für 15 Minuten garen, bis das Gemüse weich ist.

4. In der Zwischenzeit die Nudeln nach Anleitung kochen, abschütten und abtropfen lassen.

5. Nun den Topf vom Herd nehmen, die Nudeln und den Saft dazugeben und fein pürieren.

6. Das Öl einrühren und portionieren.

# Champignon-Nudel-Brei mit Schwein

**Zubereitungszeit:** 25 Minuten
**Haltbarkeit im Kühlschrank:** 2 Tage
**Haltbarkeit in der Tiefkühltruhe:** 2 Wochen

## Zutaten für 4 Portionen:

80g Schweinefleisch
400g Champignons
100g Vollkornnudeln
4 EL Bio-Möhrensaft
400ml Wasser
4 EL Rapsöl

## Zubereitung:

1. Koch die Nudeln nach Anleitung gar, schütte sie ab und lasse sie abtropfen.

2. Die Champignons werden geputzt und in kleine Stücke geschnitten. Das Fleisch kurz waschen, abtupfen und ebenfalls klein schneiden.

3. Fülle einen Topf mit Wasser, gib Fleisch und Pilze hinein. Dann aufkochen und zusammen 15 Minuten köcheln lassen.

4. Nudeln mit in den Topf geben und weitere 5 Minuten köcheln.

5. Nimm den Topf vom Herd, dann den Saft dazugeben und fein pürieren.

6. Anschließend das Öl untermischen und portionieren.

# Reis-Pastinaken-Hühnchen

**Zubereitungszeit:** 25 Minuten
**Haltbarkeit im Kühlschrank:** 2 Tage
**Haltbarkeit in der Tiefkühltruhe:** 2 Wochen

## Zutaten für 4 Portionen:

100g Vollkornreis
200g Pastinaken
100g Sellerie
80g Hühnerbrust
4 EL Apfelsaft
4 EL Rapsöl

## Zubereitung:

1. Bereite den Reis nach Packungsanleitung zu, schütte ihn in ein Sieb ab und lasse ihn abtropfen.

2. Schäle das Gemüse und schneide es klein. Das Hühnchen abwaschen, abtupfen und in kleine Würfel schneiden.

3. Bedecke Gemüse und Fleisch mit Wasser. Aufkochen und mit Deckel 15 Minuten garen.

4. Den Reis hinzugeben, nochmal 5 Minuten ziehen lassen.

5. Nun nimm den Topf vom Herd, gib Saft und Öl dazu und püriere das Ganze zu einem feinen Brei.

# Nudel-Avocado-Brei mit Pute

**Zubereitungszeit:** 30 Minuten
**Haltbarkeit im Kühlschrank:** 2 Tage
**Haltbarkeit in der Tiefkühltruhe:** 2 Wochen

## Zutaten für 4 Portionen:

80g Putenfleisch
200ml Wasser
400g Kartoffeln
2 Avocados, das Fruchtfleisch
4 EL Rapsöl

## Zubereitung:

1. Schneide das Fruchtfleisch der Avocado in kleine Stücke. Dann Kartoffeln schälen und würfeln. Das Fleisch kurz waschen und klein schneiden.

2. Alles zusammen in einen Topf geben und mit dem Wasser übergießen. Zum Kochen bringen und bei geringer Hitze mit Deckel 20 Minuten köcheln, bis alles gar ist.

3. Vom Herd nehmen, das Öl hineingeben und pürieren.

# Haferflocken-Mangold-Brei (vegetarisch)

**Zubereitungszeit:** 40 Minuten
**Haltbarkeit im Kühlschrank:** 2 Tage
**Haltbarkeit in der Tiefkühltruhe:** 2 Wochen

## Zutaten für 4 Portionen:

200g Kartoffeln
400g Mangold
80g Haferflocken
400ml Wasser
8 EL Apfelsaft
4 EL Rapsöl

## Zubereitung:

1. Die Kartoffeln schälen und klein schneiden, den Mangold ebenfalls waschen, die Stiele herausschneiden und grob zupfen.

2. Gemüse mit dem Wasser in einen Topf geben und 15 Minuten köcheln lassen. Dann die Haferflocken hinzugeben und weitere 10 Minuten mit geringer Hitze garen.

3. Vom Herd nehmen, dann Apfelsaft hinzugeben und fein pürieren. Zum Schluss das Öl untermischen.

# Möhren-Paprika-Brei

**Zubereitungszeit:** 30 Minuten
**Haltbarkeit im Kühlschrank:** 2 Tage
**Haltbarkeit in der Tiefkühltruhe:** 2 Wochen

## Zutaten für 4 Portionen:

1 Paprika
200g Kartoffeln
80g Schweinefleisch
200g Möhren
600ml Wasser
50g Cocktailtomaten
4 EL Rapsöl

## Zubereitung:

1. Schneide das Gemüse Klein und entferne, wenn nötig, die Kerne.

2. Das Fleisch wird ebenfalls klein geschnitten.

3. Gib Gemüse und Fleisch mit dem Wasser in einen Topf, bringe es zum Kochen und reduziere die Hitze. Mit Deckel 20 Minuten garen.

4. Nun den Topf vom Herd nehmen und alles fein pürieren. Öl einrühren und portionieren.

# Orangen-Topinambur-Rind-Brei

**Zubereitungszeit:** 25 Minuten
**Haltbarkeit im Kühlschrank:** 2 Tage
**Haltbarkeit in der Tiefkühltruhe:** 2 Wochen

## Zutaten für 4 Portionen:

400g Topinambur
40g Hirseflocken
80g Rinderfilet
2 Orangen, frisch ausgepresst
450ml Wasser
4 EL Rapsöl

## Zubereitung:

1. Schneide die Topinambur in kleine Würfel. Das Fleisch ebenfalls klein schneiden.

2. Beides in einen Topf mit dem Wasser geben und zum Kochen bringen. 15 Minuten mit Deckel garen.

3. Danach fügst du den Saft, die Hirseflocken und das Öl in den Topf. Gare alles für 5 Minuten und nimm den Topf vom Herd.

4. Den Inhalt fein pürieren und in 4 Portionen teilen.

# Lamm-Zucchini-Brei

**Zubereitungszeit:** 30 Minuten
**Haltbarkeit im Kühlschrank:** 2 Tage
**Haltbarkeit in der Tiefkühltruhe:** 2 Wochen

## Zutaten für 4 Portionen:

80g Lammfleisch
100g Vollkornreis
400g Zucchini
3 EL Apfelsaft
4 EL Rapsöl

## Zubereitung:

1. Schäle die Zucchini und schneide sie klein. Das Fleisch waschen und in Würfel schneiden.

2. Gib Zucchini und Fleisch in einen Topf, bedecke das Ganze mit Wasser und bringe alles zum Kochen. Dann mit Deckel 15 Minuten garen.

3. Den Reis nach Anleitung kochen und abschütten.

4. Nach der Garzeit gibst du Reis und Saft in den Topf. Zu einem feinen Brei pürieren.

5. Öl einrühren und portionieren.

# Kohlrabi-Nudel-Brei (vegetarisch)

**Zubereitungszeit:** Minuten
**Haltbarkeit im Kühlschrank:** 2 Tage
**Haltbarkeit in der Tiefkühltruhe:** 2 Wochen

## Zutaten für 4 Portionen:

200g Kohlrabi
100g Vollkornnudeln
200g Pastinake
4 EL Apfelsaft
400ml Wasser
80g zarte Haferflocken
4 EL Rapsöl

## Zubereitung:

1. Schäle das Gemüse und schneide es klein. Gib es zusammen mit dem Wasser in einen Topf und bringe es zum Kochen. Dann die Hitze reduzieren, die Haferflocken einrühren und 15 Minuten mit Deckel garen.

2. Die Nudeln werden nach Anleitung gekocht, abgesiebt und nach der Garzeit zum Gemüse in den Topf gegeben.

3. Vom Herd nehmen, den Apfelsaft hinzufügen und pürieren. Dann das Öl einrühren.

# Blumenkohl-Brokkoli-Brei mit Rind

**Zubereitungszeit:** 40 Minuten
**Haltbarkeit im Kühlschrank:** 2 Tage
**Haltbarkeit in der Tiefkühltruhe:** 2 Wochen

## Zutaten für 4 Portionen:

200g Brokkoli
200g Blumenkohl
200g Kartoffeln
80g Rindfleisch
600ml Wasser
4 El Rapsöl

## Zubereitung:

1. Schäle die Kartoffeln und schneide sie in kleine Würfel. Brokkoli und Blumenkohl werden in Röschen geteilt.

2. Das Fleisch klein schneiden, dann mit dem Gemüse in einen Topf mit Wasser geben. Aufkochen und mit Deckel 20 Minuten köcheln.

3. Nimm den Topf vom Herd, püriere alles zu einem feinen Bri und rühre das Öl hinein.

# Rinderhack mit Gemüse

**Zubereitungszeit:** 30 Minuten
**Haltbarkeit im Kühlschrank:** 2 Tage
**Haltbarkeit in der Tiefkühltruhe:** 2 Wochen

## Zutaten für 4 Portionen:

200g stückige Tomaten
100g Vollkornnudeln
80g Tartar
200g Zucchini
100ml Bio-Möhrensaft
4 El Rapsöl

## Zubereitung:

1. Koche die Nudeln nach Anleitung. Absieben und abtropfen lassen.

2. Wenn nötig, die Zucchini schälen, dann klein schneiden.

3. Das Hackfleisch mit den Zucchini in einen Topf geben und mit Wasser bedecken. Aufkochen, dann Hitze reduzieren und 15 Minuten köcheln.

4. Gib die Tomaten sowie den Möhrensaft in den Topf, nochmal 5 Minuten garen.

5. Pürieren und das Öl dazugeben.

# Blumenkohl-Brei mit Hirseflocken

**Zubereitungszeit:** 40 Minuten
**Haltbarkeit im Kühlschrank:** 2 Tage
**Haltbarkeit in der Tiefkühltruhe:** 2 Wochen

## Zutaten für 4 Portionen:

400g Blumenkohl
100g Vollkornreis
10 EL Hirseflocken
8 EL Apfelsaft
4 EL Rapsöl

## Zubereitung:

1. Koche den Reis nach Anleitung und schütte ihn nach der Garzeit in ein Sieb ab.

2. Teile den Blumenkohl in Röschen, gib ihn in einen Topf und bedecke ihn mit Wasser. Dann garkochen.

3. Nach der Garzeit Die Hirseflocken einrühren, vom Herd nehmen und 5 Minuten quellen lassen.

4. Gib nun den Reis und den Saft dazu, gut pürieren.

5. Im Anschluss das Öl untermischen.

# Blumenkohl-Schweine-Brei

**Zubereitungszeit:** 25 Minuten
**Haltbarkeit im Kühlschrank:** 2 Tage
**Haltbarkeit in der Tiefkühltruhe:** 2 Wochen

## Zutaten für 4 Portionen:

400g Blumenkohl
80g Schweinefleisch
200g Kartoffeln
600ml Wasser
4 EL Birnensaft
4 EL Rapsöl

## Zubereitung:

1. Schäle die Kartoffeln und schneide sie klein. Den Blumenkohl teilst du in kleine Röschen. Das Fleisch wird kurz abgewaschen und ebenfalls klein geschnitten.

2. Nun Gemüse und das Fleisch in einen Topf geben, mit dem Wasser bedecken und zum Kochen bringen. 15 Minuten mit Deckel köcheln lassen.

3. Den Topf vom Herd nehmen, Saft einrühren und pürieren. Danach das Öl hinzufügen und vermengen.

# Herzhafter Reisbrei

**Zubereitungszeit:** 40 Minuten
**Haltbarkeit im Kühlschrank:** 2 Tage
**Haltbarkeit in der Tiefkühltruhe:** 2 Wochen

## Zutaten für 4 Portionen:

80g passierte Tomaten
100g Zucchini
80g Rinderhackfleisch
70g Vollkornreis
3 EL Rapsöl

## Zubereitung:

1. Die passierten Tomaten zusammen mit dem Hackfleisch in einen Topf geben und mit Deckel 5 Minuten köcheln.

2. Währenddessen die Zucchini schälen und klein schneiden. Dann zum Hackfleisch in den Topf geben und 10 Minuten garen.

3. Nun den Reis hinzugeben und 5 Minuten kochen.

4. Ist der Reis weich, kannst du den Topf vom Herd nehmen, das Öl untermischen und fein pürieren.

# Rindfleisch-Spargel-Brei

**Zubereitungszeit:** 45 Minuten
**Haltbarkeit im Kühlschrank:** 2 Tage
**Haltbarkeit in der Tiefkühltruhe:** 2 Wochen

## Zutaten für 4 Portionen:

100g Spargel
100g Kartoffeln
100g Zucchini
80g Rindfleisch
6 EL Apfelsaft
4 EL Rapsöl

## Zubereitung:

1. Schäle das Gemüse und schneide es klein. Das Fleisch ebenfalls klein würfeln.

2. Gib die Kartoffeln und das Fleisch in einen Topf, bedecke das Ganze mit Wasser und koche es für 15 Minuten bei geringer Hitze.

3. Gib nun das restliche Gemüse mit in den Topf und koche alles mit Deckel weitere 15 Minuten.

4. Wenn alles weichgekocht ist, gibst du den Saft und das Öl n den Topf und pürierst das Ganze zu einem feinen Brei.

# Kaltes Gurkensüppchen

**Zubereitungszeit:** 20 Minuten
**Haltbarkeit im Kühlschrank:** 2 Tage
**Haltbarkeit in der Tiefkühltruhe:** 2 Wochen

## Zutaten für 4 Portionen:

2 Gurken
4 EL Joghurt
Etwas Petersilie

## Zubereitung:

1. Schäle die Gurke und schneide sie klein.

2. Mische den Joghurt mit der Gurke und der Petersilie, dann alles fein pürieren.

# Apfel-Nuss-Brei

**Zubereitungszeit:** 20 Minuten
**Haltbarkeit im Kühlschrank:** 2 Tage
**Haltbarkeit in der Tiefkühltruhe:** 2 Wochen

## Zutaten für 4 Portionen:

3 Äpfel
100g Haferflocken
4 TL gemahlene Nüsse
4 TL Milch 3,5% Fett
Etwas Zitronensaft

## Zubereitung:

1. Übergieße die Haferflocken mit heißem Wasser und lasse sie 5 Minuten ziehen.

2. Schäle die Äpfel und raspele sie mit der Reibe fein.

3. Nun mische alle Zutaten miteinander. Im Anschluss fein pürieren.

# Schmelzflocken mit Kirschen (milchfrei)

**Zubereitungszeit:** 15 Minuten
**Haltbarkeit im Kühlschrank:** 2 Tage
**Haltbarkeit in der Tiefkühltruhe:** 2 Wochen

## Zutaten für 4 Portionen:

100g Schmelzflocken
200ml Wasser
100g Kirschen ohne Kern
4 EL Apfelsaft
4 El Rapsöl

## Zubereitung:

1. Putze die Kirschen, dann teile sie in der Mitte.

2. Bringe das Wasser zum Kochen, rühre die Schmelzflocken ein und nimm dann den Topf vom Herd. 5 Minuten quellen lassen.

3. Kirschen und Saft einrühren, dann pürieren.

4. Zum Schluss das Öl untermischen.

# Müsli-Mahlzeit

**Zubereitungszeit:** 15 Minuten
**Haltbarkeit im Kühlschrank:** 2 Tage
**Haltbarkeit in der Tiefkühltruhe:** 2 Wochen

## Zutaten für 4 Portionen:

40g Haferflocken
40g Dinkelflocken
200ml Milch 3,5% Fett
100g Obst nach Wahl

## Zubereitung:

1. Bringe die Milch zum Kochen und rühre die Flocken hinein. Gut vermischen, dann vom Herd nehmen und 10 Minuten ziehen lassen.

2. Wasche das Obst und schneide es klein.

3. Gib nun das Obst zu den Haferflocken, fein pürieren und im Anschluss portionieren.

# Milchreis-Brei mit Apfel

**Zubereitungszeit:** 25 Minuten
**Haltbarkeit im Kühlschrank:** 2 Tage
**Haltbarkeit in der Tiefkühltruhe:** 2 Wochen

## Zutaten für 4 Portionen:

400ml Milch 3,5% Fett
400g Milchreis
2 Äpfel

## Zubereitung:

1. Die Äpfel schälen, entkernen und klein schneiden.

2. Bereite den Milchreis nach Anleitung zu. Nach der Hälfte der Kochzeit die Äpfel hineingeben.

3. Wenn alles weich ist, vom Herd nehmen und pürieren.

# Hirseflocken mit Traube (milchfrei)

**Zubereitungszeit:** 15 Minuten
**Haltbarkeit im Kühlschrank:** 2 Tage
**Haltbarkeit in der Tiefkühltruhe:** 2 Wochen

## Zutaten für 4 Portionen:

100g Hirseflocken
200g Trauben, kernlos
2 Bananen
4 EL Apfelsaft
100ml Wasser
4 TL Rapsöl

## Zubereitung:

1. Schäle die Banane und schneide sie klein. Die Trauben waschen und in der Mitte teilen.

2. Koche das Wasser auf und rühre die Hirseflocken sowie die Trauben hinein. Das Ganze vom Herd nehmen und für 5 Minuten ziehen lassen.

3. Banane und Apfelsaft hineinrühren und kurz pürieren.

4. Öl untermischen, dann in 4 Portionen teilen.

# Reisflocken-Apfelmus-Brei
# (mit Milch)

**Zubereitungszeit:** 15 Minuten
**Haltbarkeit im Kühlschrank:** 2 Tage
**Haltbarkeit in der Tiefkühltruhe:** 2 Wochen

## Zutaten für 4 Portionen:

200g Reisflocken
100g Hirseflocken
4 TL Apfelmus
300ml Milch 3,5% Fett

## Zubereitung:

1. Koche die Milch in einem Topf auf, dann rühre Reisflocken und Hirseflocken hinein. Sofort vom Herd nehmen und 5 Minuten quellen lassen.

2. Rühre das Apfelmus hinein und fülle 4 Portionen ab.

# Kirschbrei mit Zimt

**Zubereitungszeit:** 20 Minuten
**Haltbarkeit im Kühlschrank**: 2 Tage

## Zutaten für 4 Portionen:

4 EL Milch 3,5% Fett
4 EL Milch 3,5% Fett
200g Kirschen
8 EL Joghurt, Natur
4 EL Hirseflocken
1 TL Zimt
4 TL gemahlene Mandeln

## Zubereitung:

1. Schneide die Steine aus den Kirschen und wasche sie gründlich.

2. Gib die Hirseflocken zusammen mit der Milch in einen Topf, kurz aufkochen und dann 5 Minuten quellen lassen.

3. Rühre die Mandeln sowie den Zimt hinein.

4. Hebe die Kirschen darunter und püriere es gut durch.

# Erdbeer-Pfirsich-Brei

**Zubereitungszeit:** Minuten
**Haltbarkeit im Kühlschrank:** 2 Tage
**Haltbarkeit in der Tiefkühltruhe:** 2 Wochen

## Zutaten für 4 Portionen:

200g Pfirsich
200g Erdbeeren
400ml Wasser
80g Vollkorngrieß
4 TL Rapsöl

## Zubereitung:

1. Bringe das Wasser in einem Topf zum Kochen und rühre den Grieß hinein. Dann den Herd ausschalten und für 4 Minuten quellen lassen.

2. Schneide das Obst klein und gib es unter den Grieß.

3. Nach Bedarf fein pürieren und das Öl untermischen.

# Exotisches Obstmus

**Zubereitungszeit:** 45 Minuten
**Haltbarkeit im Kühlschrank:** 2 Tage
**Haltbarkeit in der Tiefkühltruhe:** 2 Wochen

## Zutaten für 4 Portionen:

1 Papaya
2 Bananen
1 Mango
3 Äpfel
150ml Wasser

## Zubereitung:

1. Schäle die Äpfel und entferne die Kerne. Dann klein schneiden und in einen Topf mit dem Wasser geben. Aufkochen und 15 Minuten mit Deckel bei geringer Hitze köcheln lassen.

2. In der Zwischenzeit schneidest du das restliche Obst in kleine Stücke.

3. Nach der Garzeit das Obst mit in den Topf geben und weitere 5 Minuten köcheln lassen.

4. Vom Herd nehmen und fein pürieren.

# Himbeerbrei mit Mango (milchfrei)

**Zubereitungszeit:** Minuten
**Haltbarkeit im Kühlschrank:** 2 Tage
**Haltbarkeit in der Tiefkühltruhe:** 2 Wochen

## Zutaten für 4 Portionen:

1 Apfel
25g Himbeeren
300g Mangos
100ml Wasser
1 TL Rapsöl

## Zubereitung:

1. Schäle Mango und Apfel, dann die Kerne entfernen und klein schneiden. Die Himbeeren gut waschen.

2. Das Obst in einen Topf mit dem Wasser geben, aufkochen und 5 Minuten bei geringer Hitze köcheln lassen.

3. Den Topf vom Herd nehmen und pürieren. Zum Schluss das Öl einrühren.

# Joghurt-Haferbrei mit Banane

**Zubereitungszeit:** 15 Minuten
**Haltbarkeit im Kühlschrank:** 2 Tage

## Zutaten für 4 Portionen:

2 Orangen, der Saft
12 EL Joghurt 3,5% Fett
8 EL zarte Haferflocken
400ml Milch 1,5% Fett
2 Bananen

## Zubereitung:

1. Haferflocken und Milch zusammen in einen Topf geben, bei geringer Hitze aufkochen und 2 Minuten unter Rühren köcheln. Wenn ein Brei entstanden ist, nimmst du den Topf von der Kochstelle.

2. Die Banane schälen, zerkleinern und zu Mus zerdrücken. Den Orangensaft in das Bananenmus einrühren.

3. Anschließend den Joghurt sowie das Obst in den Haferbrei mischen und portionieren.

# Heidelbeer-Milchbrei mit Zwieback

**Zubereitungszeit:** 20 Minuten
**Haltbarkeit im Kühlschrank:** 2 Tage
**Haltbarkeit in der Tiefkühltruhe:** 2 Wochen

## Zutaten für 4 Portionen:

8 Stück Vollkorn-Zwieback
300g Heidelbeeren
500ml Milch 3,5% Fett

## Zubereitung:

1. Den Zwieback mittels Gefrierbeutel und Nudelholz zerbröseln.

2. Erhitze die Milch in einem Topf und gib den Zwieback hinein.

3. Die Heidelbeeren werden gewaschen und zum Zwieback in den Topf gegeben. Alles miteinander kurz aufkochen, dann den Topf vom Herd nehmen.

4. Nach Belieben pürieren und in 4 Portionen teilen.

# Apfelmus mit Buchweizen-Brei (milchfrei)

**Zubereitungszeit:** 10 Minuten
**Haltbarkeit im Kühlschrank:** 2 Tage
**Haltbarkeit in der Tiefkühltruhe:** 2 Wochen

## Zutaten für 4 Portionen:

200g Buchweizen
20g Apfelmus, zuckerfrei
200ml Wasser
4 EL Birnensaft

## Zubereitung:

1. Als erstes bringst du das Wasser in einem Topf zum Kochen. Dann rührst du den Buchweizen hinein. Die Hitze reduzieren und bei geringer Hitze so lange garen, bis der Buchweizen weich ist.

2. Rühre nun das Apfelmus und den Birnensaft dazu. Gut vermengen und portionieren.

# Milchreis mit Bananen und Zimt

**Zubereitungszeit:** 15 Minuten
**Haltbarkeit im Kühlschrank:** 2 Tage

## Zutaten für 4 Portionen:

100g Milchreis
200ml Milch 3,5% Fett
3 Bananen
1 TL Zimt

## Zubereitung:

1. Koche den Milchreis nach Anleitung.

2. In der Zwischenzeit die Banane schälen und zu Mus zerdrücken.

3. Ist der Milchreis fertig, nimmst du den Topf vom Herd und rührst Banane sowie Zimt hinein.

4. Kurz auskühlen lassen, die erste Portion füttern und den Rest im Kühlschrank verwahren.

# Grießbrei mit Birne

**Zubereitungszeit:** 15 Minuten
**Haltbarkeit im Kühlschrank:** 2 Tage
**Haltbarkeit in der Tiefkühltruhe:** 2 Wochen

## Zutaten für 4 Portionen:

800ml Milch 3,5% Fett
80g Grieß
4 Birnen

## Zubereitung:

1. Bringe die Milch zum Kochen und rühre den Grieß hinein. Das Ganze 5 Minuten unter Rühren köcheln. Dann vom Herd nehmen.

2. Die Birnen schälen, entkernen und klein schneiden. In den Grießbrei rühren, kurz ziehen lassen und fein pürieren.

# Schmelzflocken mit Himbeeren

**Zubereitungszeit:** 20 Minuten
**Haltbarkeit im Kühlschrank:** 2 Tage
**Haltbarkeit in der Tiefkühltruhe:** 2 Wochen

## Zutaten für 4 Portionen:

80g Schmelzflocken
400ml Milch 3,5% Fett
150g Himbeeren

## Zubereitung:

1. Bringe die Milch zum Kochen und rühre die Schmelzflocken hinein.

2. Dann die gewaschenen Himbeeren mit in den Topf geben, kurz miteinander aufkochen und gleich vom Herd nehmen.

3. 10 Minuten quellen lassen.

4. Das Ganze kurz pürieren und portionieren.

# Erdbeer-Keks-Brei

**Zubereitungszeit:** 25 Minuten
**Haltbarkeit im Kühlschrank:** 2 Tage
**Haltbarkeit in der Tiefkühltruhe:** 2 Wochen

## Zutaten für 4 Portionen:

200g Vollkorn-Butterkeks
200ml Milch 3,5% Fett
200g Erdbeeren
4 EL Apfelsaft

## Zubereitung:

1. Zerbrösle die Kekse und gib sie mit der Milch in einen Topf.

2. Aufkochen, dann vom Herd nehmen und 10 Minuten ziehen lassen.

3. In der Zwischenzeit die Erdbeeren waschen, klein schneiden und mit dem Apfelsaft in einen Topf geben. 5 Minuten dünsten.

4. Die Erdbeeren zu den restlichen Zutaten in den Topf geben und gut vermengen. Wenn nötig, kurz pürieren.

# Mandel-Schmelzflocken-Brei

**Zubereitungszeit:** 15 Minuten
**Haltbarkeit im Kühlschrank:** 2 Tage
**Haltbarkeit in der Tiefkühltruhe:** 2 Wochen

## Zutaten für 4 Portionen:

200g Schmelzflocken
4 EL Mandelmus
300ml Milch 3,5% Fett
Beeren nach Wahl

## Zubereitung:

1. Koche die Milch auf, dann die Schmelzflocken einrühren. Gut vermengen, dann vom Herd nehmen und 5 Minuten quellen lassen.

2. In der Zwischenzeit die Beeren waschen und mit einer Gabel grob zerquetschen.

3. Das Mandelmus in die Schmelzflocken rühren und das Beerenmus mit hineingeben. Gut vermischen und portionieren.

# Haferflocken-Kiwi-Brei

**Zubereitungszeit:** 15 Minuten
**Haltbarkeit im Kühlschrank:** 2 Tage
**Haltbarkeit in der Tiefkühltruhe:** 2 Wochen

## Zutaten für 4 Portionen:

200g zarte Haferflocken
200ml Wasser
2 Kiwi

## Zubereitung:

1. Schneide die Kiwi in der Mitte durch und löse das Fruchtfleisch mit einem Löffel von der Schale. Dann klein schneiden.

2. Bringe das Wasser zum Kochen, rühre die Haferflocken hinein und nimm den Topf vom Herd. Für 10 Minuten quellen lassen.

3. Die Kiwi in den Brei einrühren und 5 Minuten ziehen lassen. Wenn nötig, kurz pürieren.

# Sternfrucht-Brei

**Zubereitungszeit:** 40 Minuten
**Haltbarkeit im Kühlschrank:** 2 Tage
**Haltbarkeit in der Tiefkühltruhe:** 2 Wochen

## Zutaten für 4 Portionen:

200g Sternfrucht
400ml Wasser
1 Apfel
40g Haferflocken
4 EL Birnensaft
2 EL Rapsöl

## Zubereitung:

1. Schneide das Obst in kleine Stücke, dann mit dem Wasser in einen Topf geben. Aufkochen, die Hitze reduzieren und mit Deckel 25 Minuten garen.

2. Nun die Haferflocken hinzugeben, den Topf vom Herd nehmen und weiter 10 Minuten ziehen lassen.

3. Zum Schluss Birnensaft und das Öl unterrühren und wenn nötig etwas pürieren.

# Baby-Carbonara

**Zubereitungszeit:** 25 Minuten
**Haltbarkeit im Kühlschrank:** 2 Tage
**Haltbarkeit in der Tiefkühltruhe:** 2 Wochen

## Zutaten für 4 Portionen:

200g Vollkorn-Spaghetti
4 Scheiben Kochschinken
2 Zucchini
6 EL Creme Fraîche
2 EL getrocknetes Basilikum
Etwas Gemüsebrühe

## Zubereitung:

1. Schäle die Zucchini und schneide sie klein. Dünste diese in einer heißen Pfanne mit etwas Wasser.

2. Schneide den Schinken in kleine Würfel, dann ebenfalls in die Pfanne geben und dünsten.

3. Creme Fraîche hineingeben, vermengen und Basilikum hineingeben.

4. In der Zwischenzeit die Nudeln nach Anleitung kochen. Dann abgießen und klein schneiden.

5. Mische nun die Nudeln mit der Sauce und teile das Essen in 4 Portionen.

# Thunfisch-Kartoffeln mit Gemüse

**Zubereitungszeit:** 30 Minuten
**Haltbarkeit im Kühlschrank:** 2 Tage
**Haltbarkeit in der Tiefkühltruhe:** 2 Wochen

## Zutaten für 4 Portionen:

200g Kartoffeln
200g Thunfisch gegart
200ml Milch 3,5% Fett
200g Brokkoli, in Röschen geschnitten
4 EL Apfelsaft

## Zubereitung:

1. Erst die Kartoffeln schälen und in kleine Würfel schneiden. Dann zusammen mit den Brokkoli in einem Topf mit Wasser aufkochen. So lange köcheln lassen, bis das Gemüse weich ist. Dann in ein Sieb abschütten.

2. Währenddessen untersuchst du den Fisch nach Gräten. Dann zerkleinerst du den Thunfisch und gießt die Milch darüber. Erwärme das Ganze kurz mithilfe eines Topfs.

3. Gemüse und Apfelsaft hineingeben, dann pürieren.

# Baby-Gulasch

**Zubereitungszeit:** 30 Minuten
**Haltbarkeit im Kühlschrank:** 2 Tage
**Haltbarkeit in der Tiefkühltruhe:** 2 Wochen

## Zutaten für 4 Portionen:

2 Möhren
1 Zwiebel
2 Zucchini
400ml passierte Tomaten
600g Kartoffeln
200g Hackfleisch

## Zubereitung:

1. Schäle Möhren und Kartoffeln und schneide es in kleine Würfel. Dann in einem Topf mit Wasser zum Kochen bringen und garkochen.

2. Die Zwiebeln und die Zucchini in feine Würfel schneiden. In einer heißen Pfanne mit etwas Öl andünsten. Das Hackfleisch wird kurz mitgedünstet, dann mit den passierten Tomaten ablöschen. Mit Deckel 10 Minuten köcheln lassen.

3. Das Gemüse klein quetschen und in die Sauce mischen. Wenn nötig, etwas pürieren.

4. Portionieren und im Kühlschrank oder in der Tiefkühltruhe aufbewahren.

# Quinoa-Hühnchen

**Zubereitungszeit:** 25 Minuten
**Haltbarkeit im Kühlschrank:** 2 Tage
**Haltbarkeit in der Tiefkühltruhe:** 2 Wochen

## Zutaten für 4 Portionen:

200g Hühnchen
200ml Kokosmilch
2 Paprika
2 Möhren
300g Quinoa
2 EL Orangensaft

## Zubereitung:

1. Schneide das Fleisch in kleine Stücke. Dann etwas Öl in einer Pfanne erhitzen und das Fleisch bei geringer Hitze anbraten.

2. Weiche die Quinoa in Wasser ein, nach Packungsanleitung ziehen lassen.

3. Die Paprika in der Zwischenzeit kleinschneiden und die Möhre raspeln. Zum Fleisch in die Pfanne geben und 10 Minuten dünsten.

4. Nun Quinoa in die Pfanne dazugeben, 5 Minuten weiterdünsten. Zum Schluss mit Kokosmilch und Orangensaft ablöschen.

5. Kurz untermischen, vom Herd nehmen und portionieren.

# Nudelsuppe

**Zubereitungszeit:** 40 Minuten
**Haltbarkeit im Kühlschrank:** 2 Tage
**Haltbarkeit in der Tiefkühltruhe:** 2 Wochen

## Zutaten für 4 Portionen:

80g Hühnerbrust
150g Brokkoli
150g Blumenkohl
200g Möhren
70g feine Suppennudeln

## Zubereitung:

1. Wasche das Gemüse und schneide es klein Das Fleisch ebenfalls klein schneiden.

2. Alles zusammen in einen Topf geben und mit Wasser bedecken. Bei geschlossenem Deckel für 20 Minuten köcheln, bis alles schön weich ist.

3. Gib die Nudeln dazu und koche sie weitere 8 Minuten.

4. Nun den Topf vom Herd nehmen und grob pürieren.

# Kartoffel-Bohnen-Brei mit Rind

**Zubereitungszeit:** 35 Minuten
**Haltbarkeit im Kühlschrank:** 2 Tage
**Haltbarkeit in der Tiefkühltruhe:** 2 Wochen

## Zutaten für 4 Portionen:

200g Kartoffeln
200g Prinzess-Bohnen
100g Rindfleisch
4 EL Apfelsaft
4 EL Rapsöl

## Zubereitung:

1. Bereite die Kartoffeln und die Bohnen vor, schneide sie klein und gib sie in einen Topf. Das Fleisch ebenfalls in kleine Würfel schneiden.

2. Bedecke Fleisch und Gemüse mit Wasser und bringe das Ganze zum Kochen. Mit Deckel bei mittlerer Hitze 20 Minuten garen.

3. Nun den Topf vom Herd nehmen, Saft und Öl untermischen und alles nach Belieben pürieren.

# Nudel-Kohlrabi-Hackfleisch-Brei

**Zubereitungszeit:** 30 Minuten
**Haltbarkeit im Kühlschrank:** 2 Tage
**Haltbarkeit in der Tiefkühltruhe:** 2 Wochen

## Zutaten für 4 Portionen:

100g Vollkornnudeln
200g Kohlrabi
100g Hackfleisch
300ml Wasser
4 EL Apfelsaft
4 EL Rapsöl

## Zubereitung:

1. Schäle den Kohlrabi, dann klein würfeln.

2. Zusammen mit dem Wasser und dem Hackfleisch in einen Topf geben, aufkochen und bei mittlerer Hitze 20 Minuten garen.

3. Die Nudeln in der Zwischenzeit nach Anleitung kochen und abschütten.

4. Nach der Garzeit gibst du Nudeln und Saft in den Topf, alles miteinander pürieren und das Öl untermischen.

# Gemüse-Nudeln mit Lamm

**Zubereitungszeit:** 35 Minuten
**Haltbarkeit im Kühlschrank:** 2 Tage
**Haltbarkeit in der Tiefkühltruhe:** 2 Wochen

## Zutaten für 4 Portionen:

100g Vollkornnudeln
300g Zucchini
300g Möhren
4 EL Rapsöl
200ml Wasser

## Zubereitung:

1. Die Möhren und die Zucchini schälen und klein schneiden. Mit dem Wasser in einen Topf geben und mit Deckel 20 Minuten garen.

2. In der Zwischenzeit die Nudeln nach Anleitung kochen, danach abgießen und zum Gemüse in den Topf geben.

3. Nimm den Topf vom Herd, gib das Öl hinein und püriere es je nach Geschmack deines Kindes etwas grober.

# Hühnchen-Brei mit Birne

**Zubereitungszeit:** 35 Minuten
**Haltbarkeit im Kühlschrank:** 2 Tage
**Haltbarkeit in der Tiefkühltruhe:** 2 Wochen

## Zutaten für 4 Portionen:

200g Kartoffeln
80g Hühnerbrust
200g Birne
200g Möhren
200g Pastinaken
4 EL Rapsöl

## Zubereitung:

1. Schäle das Gemüse sowie die Birne, dann in kleine Würfel schneiden. Das Fleisch ebenfalls klein schneiden.

2. Gib Fleisch, Birne und Gemüse in einen Topf, mit Wasser bedecken und aufkochen. Mit Deckel 20 Minuten köcheln lassen.

3. Wenn alles gar ist, nimmst du den Topf vom Herd und pürierst den Inhalt etwas grober.

4. Das Öl untermischen und portionieren.

# Möhrenbrei mit Ei

**Zubereitungszeit:** 35 Minuten
**Haltbarkeit im Kühlschrank:** 2 Tage
**Haltbarkeit in der Tiefkühltruhe:** 2 Wochen

## Zutaten für 4 Portionen:

400g Möhren
2 Eier
100ml Orangensaft
40g Hirseflocken
400ml Bio-Möhrensaft
4 EL Rapsöl

## Zubereitung:

1. Die Möhren und die Kartoffeln schälen und in kleine Stücke schneiden.

2. Beides mit dem Möhrensaft in einen Topf geben und 20 Minuten mit Deckel kochen, bis das Gemüse weich ist.

3. Gib die Hirseflocken dazu und weitere 3 Minuten kochen.

4. Währenddessen die Eier in einer Schüssel verquirlen. Dann in den Topf geben, gut verrühren und 5 Minuten köcheln lassen.

5. Nach der Kochzeit vom Herd nehmen, den Saft und das Öl untermischen und grob pürieren.

# Zucchini-Hafer-Milchbrei

**Zubereitungszeit:** 25 Minuten
**Haltbarkeit im Kühlschrank:** 2 Tage
**Haltbarkeit in der Tiefkühltruhe:** 2 Wochen

## Zutaten für 4 Portionen:

200g Zucchini
600ml Milch
12 EL Wasser

## Zubereitung:

1. Schäle die Zucchini und schneide sie in kleine Würfel.

2. Gib sie mit dem Wasser in einen Topf. Aufkochen und 10 Minuten köcheln.

3. Nun die Milch hineingeben und die Haferflocken einrühren. Wieder aufkochen, dann vom Herd nehmen und 5 Minuten quellen lassen.

4. Im Anschluss noch etwas pürieren.

# Ei-Brokkoli-Brei

**Zubereitungszeit:** 20 Minuten
**Haltbarkeit im Kühlschrank:** 2 Tage
**Haltbarkeit in der Tiefkühltruhe:** 2 Wochen

## Zutaten für 4 Portionen:

150g Brokkoli
1 hart gekochtes Ei
100g Kartoffeln
6 EL Apfelsaft
4 EL Rapsöl

## Zubereitung:

1. Teile den Brokkoli in kleine Röschen. Die Kartoffeln werden geschält und klein gewürfelt.

2. Gib das Gemüse in einen Topf, bedecke es knapp mit Wasser und koche es für 15 Minuten weich.

3. Schneide in der Zwischenzeit das Ei klein und gib es anschießend mit in den Topf. Kurz mit garen.

4. Zum Schluss Saft und Öl einrühren, dann je nach Geschmack deines Baby fein oder grober pürieren.

# SMOOTHIES FÜR BABYS (AB DEM 10. MONAT)

## Smoothie mit Mango

**Zubereitungszeit:** 10 Minuten

**Haltbarkeit im Kühlschrank:** 2 Tage

### Zutaten für 4 Portionen:

2 Orangen
2 Maracujas
2 Mangos

### Zubereitung:

1. Presse den Saft der Orangen aus.
2. Schneide das Fruchtfleisch von Mango und Maracuja i kleine Stücke.
3. Alles zusammen sehr fein pürieren.
4. In die Smoothie-Quetschbeutel füllen.

# Blaubeer-Smoothie mit Kiwi

**Zubereitungszeit:** 10 Minuten
**Haltbarkeit im Kühlschrank:** 2 Tage

## Zutaten für 4 Portionen:

3 Bananen
400ml Milch 3,5% Fett
400g Blaubeeren
120g Baby-Blattspinat
6 Kiwis

## Zubereitung:

1. Wasche den Spinat, gut mit klarem Wasser.

2. Das Fruchtfleisch der Kiwi sowie die Bananen klein schneiden.

3. Blaubeeren waschen und verlesen.

4. Alles zusammen in einen Behälter geben, Die Milch darüber gießen und fein pürieren.

5. Im Anschluss in die Smoothie-Beutel füllen.

# Haferflocken-Himbeer-Smoothie

**Zubereitungszeit:** 10 Minuten
**Haltbarkeit im Kühlschrank:** 2 Tage

## Zutaten für 4 Portionen:

200g Joghurt, Natur
200ml Milch 3,5% Fett
200g Himbeeren
60g zarte Haferflocken
100ml Wasser

## Zubereitung:

1. Gib alle Zutaten in einen Mixer.

2. Fein pürieren und portionieren.

# Smoothie mit Banane und Mandarine

**Zubereitungszeit:** 15 Minuten
**Haltbarkeit im Kühlschrank:** 2 Tage

## Zutaten für 4 Portionen:

2 Bananen
100ml Milch 3,5% Fett
100ml Wasser
2 Mandarinen

## Zubereitung:

1. Schäle Banane und Mandarine. Teile beides in kleine Stücke.

2. Gib nun alle Zutaten in einen Behälter und püriere sie zu einem Smoothie.

3. Zum Schluss in die Smoothie-Quetschbeutel umfüllen.

# Avocado-Smoothie

**Zubereitungszeit:** 15 Minuten
**Haltbarkeit im Kühlschrank:** 2 Tage

## Zutaten für 4 Portionen:

300ml Orangensaft, frisch gepresst
1 Avocado
2 Bananen
1 TL zarte Haferflocken
2 Möhren
100g Blaubeeren

## Zubereitung:

1. Schäle die Banane und schneide sie klein. Möhren ebenfalls schälen und klein schneiden.

2. Avocado entkernen und aus der Schale herauslöffeln.

3. Nun alle Zutaten in den Mixer geben und fein pürieren. Anschließend portionieren.

# Sommerlicher Erdbeer-Smoothie

**Zubereitungszeit:** 15 Minuten
**Haltbarkeit im Kühlschrank:** 2 Tage

## Zutaten für 4 Portionen:

400ml Wasser
4 Bananen
500g Erdbeeren
8 EL zarte Haferflocken

## Zubereitung:

1. Bananen schälen und klein schneiden.

2. Die Erdbeeren waschen.

3. Alles zusammen in einen Mixer geben und fein pürieren.

# Smoothie mit Wassermelone

**Zubereitungszeit:** 10 Minuten
**Haltbarkeit im Kühlschrank:** 2 Tage

## Zutaten für 4 Portionen:

½ Wassermelone
200ml Milch 3,5% Fett
100ml kaltes Wasser

## Zubereitung:

1. Schneide das Fruchtfleisch der Wassermelone in kleine Stücke.

2. Anschließend alle Zutaten in einen Behälter geben und fein pürieren.

# Red Smoothie

**Zubereitungszeit:** 10 Minuten
**Haltbarkeit im Kühlschrank:** 2 Tage
**Haltbarkeit in der Tiefkühltruhe:** 2 Wochen

## Zutaten für 4 Portionen:

100g Heidelbeeren
100g Himbeeren
200g Erdbeeren
1 Banane
100ml Wasser

## Zubereitung:

1. Alle Beeren waschen, die Banane schälen und klein schneiden.

2. Danach die Früchte mit dem Wasser zu einem feinen Smoothie pürieren und abfüllen.

# Grüner Baby-Smoothie

**Zubereitungszeit:** 10 Minuten
**Haltbarkeit im Kühlschrank:** 2 Tage

## Zutaten für 4 Portionen:

2 Bananen
1 Apfel
½ Gurke
5 Datteln, ohne Kerne
250ml Milch 3,5% Fett

## Zubereitung:

1. Den Apfel schälen, entkernen und klein schneiden.

2. Banane wird ebenfalls geschält und klein geschnitten.

3. Die Gurke nach Bedarf schälen und in Stücke schneiden.

4. Alle Zutaten zusammen in einen Behälter geben und fein pürieren.

# Beeren-Smoothie mit Joghurt

**Zubereitungszeit:** 15 Minuten
**Haltbarkeit im Kühlschrank:** 2 Tage

## Zutaten für 4 Portionen:

350g Joghurt, Natur
2 Bananen
100g Heidelbeeren
200g Brombeeren
100ml Wasser

## Zubereitung:

1. Wasche die Beeren sehr gut und verlese sie. Die Bananen werden geschält und klein geschnitten.

2. Alle Zutaten fein pürieren und portionieren.

# Möhren-Smoothie

**Zubereitungszeit:** 15 Minuten
**Haltbarkeit im Kühlschrank:** 2 Tage

## Zutaten für 4 Portionen:

500ml Mandelmilch
500g Möhren
Etwas Basilikum

## Zubereitung:

1. Die Möhren schälen und klein schneiden.

2. Zusammen mit der Milch und dem Basilikum in den Mixer geben und fein pürieren.

3. Anschließend portionieren.

# Rote Beete Smoothie

**Zubereitungszeit:** 10 Minuten
**Haltbarkeit im Kühlschrank:** 2 Tage

## Zutaten für 4 Portionen:

1 Möhre
½ Salatgurke
125ml Apfelsaft
130g Rote Beete
1 Apfel

## Zubereitung:

1. Schäle die Rote Beete und schneide sie in kleine Stücke (dabei Handschuhe tragen).

2. Nun den Apfel schälen, entkernen und klein schneiden. Möhren und Gurke werden ebenfalls geschält und in Stücke geschnitten.

3. Alle Zutaten zusammen fein pürieren.

# Multivitamin-Smoothie

**Zubereitungszeit:** 15 Minuten
**Haltbarkeit im Kühlschrank:** 2 Tage

## Zutaten für 4 Portionen:

100ml Sanddorn-Fruchtsaft
150g Himbeeren
1 Banane
1 Apfel
350ml Bio-Möhrensaft

## Zubereitung:

1. Das Obst gegebenenfalls schälen und klein schneiden.

2. Alle Zutaten in den Mixer geben, fein pürieren und portionieren.

# Ananas-Smoothie

**Zubereitungszeit:** 15 Minuten
**Haltbarkeit im Kühlschrank:** 2 Tage
**Haltbarkeit in der Tiefkühltruhe:** 2 Wochen

## Zutaten für 4 Portionen:

500g Baby-Ananas
150ml Bio-Möhrensaft
1 Mango
2 Orangen, frisch gepresst

## Zubereitung:

1. Entferne den Stein der Mango. Das Fruchtfleisch klein schneiden.

2. Die Ananas wird ebenfalls geschält und geschnitten.

3. Alle Zutaten fein pürieren und in die Quetschbeutel füllen

# Haferflocken-Heidelbeer-Smoothie

**Zubereitungszeit:** 10 Minuten
**Haltbarkeit im Kühlschrank:** 2 Tage

## Zutaten für 4 Portionen:

500g Heidelbeeren
1 Banane
4 EL Schmelzflocken

## Zubereitung:

1. Als erstes die Banane schälen und klein schneiden. Die Heidelbeeren sehr gut waschen.

2. Alle Zutaten in den Mixer geben und fein pürieren.

# Mangold-Smoothie

**Zubereitungszeit:** 10 Minuten
**Haltbarkeit im Kühlschrank:** 2 Tage

## Zutaten für 4 Portionen:

2 Pfirsiche
200ml Wasser
1 Salatgurke
100g Mangold

## Zubereitung:

1. Schäle die Gurke und schneide sie klein.

2. Die Pfirsiche entsteinen und klein schneiden.

3. Mangold ebenfalls in kleine Stücke schneiden.

4. Alle Zutaten in den Mixer geben und pürieren.

5. Anschließend portionieren.

# Roter Aprikosen-Smoothie

**Zubereitungszeit:** 15 Minuten
**Haltbarkeit im Kühlschrank:** 2 Tage

## Zutaten für 4 Portionen:

1 Rote Beete
500g Aprikose
250ml Bio-Möhrensaft

## Zubereitung:

1. Schneide den Stein aus der Aprikose, das Fruchtfleisch halbieren.

2. Die Rote Beete schälen und klein schneiden (mit Handschuhen)

3. Die Zutaten zusammen im Mixer fein pürieren und anschließend portionieren.

# Orangen-Avocado-Smoothie

**Zubereitungszeit:** 10 Minuten
**Haltbarkeit im Kühlschrank:** 2 Tage

## Zutaten für 4 Portionen:

1 Avocado
150g Joghurt, Natur
750ml Orangensaft, frisch gepresst
1 Banane

## Zubereitung:

1. Das Fruchtfleisch der Avocado klein schneiden.

2. Dann alle Zutaten in den Mixer geben und fein pürieren.

3. Zum Schluss in den Quetschbeutel füllen.

# Birne-Spinat-Smoothie

**Zubereitungszeit:** 10 Minuten
**Haltbarkeit im Kühlschrank:** 2 Tage
**Haltbarkeit in der Tiefkühltruhe:** 2 Wochen

## Zutaten für 4 Portionen:

300g Baby-Spinat
300g Birne
400ml Wasser

## Zubereitung:

1. Die Birne schälen, entkernen und klein schneiden.

2. Den Baby-Spinat sehr gut waschen.

3. Beides mit dem Wasser mischen und fein pürieren.

# Leckere Osterhasen (ab dem 9. Monat)

**Zubereitungszeit:** 50 Minuten
**Haltbarkeit im Kühlschrank:** 2 Tage

## Zutaten für 12 Stück:

8 Datteln, getrocknet
100ml Wasser
250g Dinkelmehl
100g zarte Haferflocken
60g Butter, geschmolzen
1 Ei
1 Pk Trockenhefe
100ml Milch
Nach Geschmack Rosinen

## Zubereitung:

1. Zuerst weichst du die Datteln für etwa 30 Minuten in Wasser ein.

2. In der Zwischenzeit pürierst du die Haferflocken zu Hafermehl.

3. Sind die Datteln weich, pürierst du sie gemeinsam mit der Milch sehr fein.

4. Mische nun die Hefe zusammen mit dem Dinkelmehl und dem Hafermehl. Bilde mit der Faust eine Mulde in das Mehl, gib die Dattelmilch sowie die geschmolzene Butter dazu und schlage das Ei hinein. Alles miteinander zu einem Teig verkneten.

5. Heize den Ofen auf 180°C vor und belege ein Backblech mit Backpapier.

6. Forme aus dem Teig 12 Osterhasen und platziere sie auf dem Backblech. Nach Belieben kannst du Rosinen als Augen verwenden.

7. In den Ofen schieben und 20 Minuten backen.

# Salzloses Baby-Brot
# (ab dem 4. Monat)

**Zubereitungszeit:** 2,5 Stunden
**Haltbarkeit:** 2-3 Tage im Brotkasten

## Zutaten für 1 Brot:

2 Möhren
1 Würfel frische Hefe
500g Dinkelmehl
450g lauwarmes Wasser
1 Tasse Haferfocken
2 EL Apfelessig
Leinsamen nach Belieben

## Zubereitung:

1. Die Hefe in warmem Wasser auflösen.

2. Die Möhren werden mit der Küchenreibe fein geraspelt

3. Nun gibst du alle Zutaten in das Hefewasser und verknetest das Ganze zu einem Teig. Mit einem Küchentuch an einem warmen Ort 1 Stunde gehen lassen.

4. Nach der Gehzeit füllst du den Teig in eine bemehlte, gefettete Kastenform und lässt das Brot nochmals 30 Minuten gehen.

5. In der Zwischenzeit heizt du den Ofen auf 200°C Ober/Unterhitze vor.

6. Das Brot für 1 Stunde ausbacken, dann aus der Form nehmen und nochmal für 10 Minuten in den Ofen geben. So bekommst du eine wunderbare Kruste rund um das Brot.

# Banana-Pancakes (ab dem 4. Monat)

**Zubereitungszeit:** 30 Minuten
**Haltbarkeit im Kühlschrank:** 2 Tage

## Zutaten für 6 Pancakes:

6 EL zarte Haferflocken
1 EL Dinkelmehl
2 reife Bananen
Eiweiß von einem Ei
Öl für die Pfanne

## Zubereitung:

1. Zerdrücke die Bananen mit einer Gabel zu Mus.

2. Gib das Mus zusammen mit dem Mehl in eine Schüssel. Gut vermengen. Haferflocken und das Eiweiß hinzufügen und zu einem Teig vermischen.

3. Erhitze das Öl in einer Pfanne. Nun den Teig portionsweise von beiden Seiten backen.

4. Die Pancakes gut auskühlen lassen und deinem Baby in die Hand geben.

# Gesunde Gemüse-Kekse (ab dem 4. Monat)

**Zubereitungszeit:** 50 Minuten
**Haltbarkeit:** 2-4 Tage in einer Keksdose

## Zutaten für 10 Kekse:

6 EL zarte Haferflocken
1 Süßkartoffel
100ml Wasser
Etwas Karottensaft in Bio-Qualität

## Zubereitung:

1. Schäle die Süßkartoffeln, schneide sie klein und koche sie für 20 Minuten in 100ml Wasser, bis sie gar sind. Dann abschütten und in eine Schüssel umfüllen.

2. Nun die Kartoffeln pürieren, dann die Haferflocken einrühren. Für den Geschmack ein bisschen Karottensaft hinzufügen.

3. Heize den Backofen auf 160°C Ober/Unterhitze vor. Dann lege ein Backblech mit Backpapier aus.

4. Forme aus dem Teig 10 Kekse, platziere sie auf dem Backblech und schiebe sie für 20 Minuten in den Ofen.

5. Gut auskühlen lassen.

# Polenta-Stangen (ab dem 4. Monat)

**Zubereitungszeit:** 1 Stunde
**Haltbarkeit:** 2-3Tage in einer Keksdose
**Haltbarkeit in der Tiefkühltruhe:** 2 Wochen

## Zutaten für 15 Stangen:

500ml Wasser
3 EL Rapsöl
140g Polenta

## Zubereitung:

1. Bringe das Wasser zum Kochen und rühre die Polenta hinein. Bei geringer Hitze 20 Minuten köcheln.

2. Wenn die Masse zäh wird, nimmst du den Topf vom Herd.

3. Lege ein Backblech mit Backpapier aus und verteile die zähe Masse darauf. Warte 30 Minuten, dann ist die Masse fest.

4. Schneide nun die Masse in gleichmäßig große Stangen.

5. Erhitze das Öl in einer Pfanne und brate die Stangen von allen Seiten goldbraun an.

6. Lege die fertigen Stangen zum Abtropfen auf ein Küchenkrepp. Nach dem Auskühlen kannst du deinem Baby die Stangen in die Hand geben.

# Brötchen mit Apfelmus (ab dem 6. Monat)

**Zubereitungszeit:** 3 Stunde
**Haltbarkeit:** 2-3 Tage im Brotkasten
**Haltbarkeit in der Tiefkühltruhe:** 2 Wochen

## Zutaten für 9 Brötchen:

500g Dinkelmehl
200ml lauwarme Milch
1 Würfel Frischhefe
150g Apfelmus, zuckerfrei
1 Prise Salz
Rosinen nach Belieben

## Zubereitung:

1. Löse die Hefe in der Milch auf. Dann gib alle restlichen Zutaten dazu und verknete das Ganze zu einem Teig.

2. Lass den Teig abgedeckt an einem warmen Ort für 2 Stunden gehen.

3. Nach der Gehzeit knetest du den Teig nochmal durch. Dann forme daraus 9 Brötchen. Diese drapierst du auf ein Backblech, welches du mit Backpapier ausgelegt hast. Dann dürfen die Brötchen noch einmal 30 Minuten gehen.

4. Heize in der Zwischenzeit den Ofen auf 180°C Ober/Unterhitze vor.

5. Schiebe die Brötchen für 30 Minuten in den Ofen, bis sie goldbraun ausgebacken sind.

## Tipp:

Wenn du die Brötchen tiefgefroren hast, lassen sich diese schnell auftauen und nochmal aufbacken.

# Haferflocken-Obst-Kekse (ab dem 6. Monat)

**Zubereitungszeit:** 30 Minuten
**Haltbarkeit:** 2-4 Tage in der Keksdose
**Haltbarkeit in der Tiefkühltruhe:** 2 Wochen

## Zutaten für 10 Kekse:

1 Mango
1 Apfel
1 Pfirsich
300g zarte Haferflocken

## Zubereitung:

1. Schäle das Obst, entferne die Kerne und schneide es klein. Dann fein zu Mus pürieren.

2. Gib die Haferflocken dazu und vermenge alles miteinander zu einer Teigmasse.

3. Heize den Ofen auf 160°C Ober/Unterhitze vor und lege ein Backblech mit Backpapier aus.

4. Nun mit zwei Löffeln 10 Häufchen auf dem Backblech drapieren. Diese leicht flach drücken.

5. Das Blech in den Ofen schieben und die Kekse für 15 Minuten ausbacken.

# Vitamin-Dinkelstangen (ab dem 6. Monat)

**Zubereitungszeit:** Minuten
**Haltbarkeit:** 2-4 Tage
**Haltbarkeit in der Tiefkühltruhe:** 2 Wochen

## Zutaten für 30 Stangen:

120g weiche Butter
2 Bananen
3 Möhren
1 Apfel
500g Dinkelvollkornmehl

## Zubereitung:

1. Heize den Ofen auf 200°C Ober/Unterhitze vor. Das Backblech legst du mit Backpapier aus.

2. Schäle den Apfel, entferne die Kerne und raspele ihn fein. Die Möhren ebenfalls schälen und raspeln. Die Bananen werden geschält und zerdrückt.

3. Nun Mehl und Butter mit dem Obstpüree vermengen, bis ein Teig entsteht.

4. Hieraus formst du etwa 30 kleine Stangen und legst sie auf das Backblech.

5. In den Ofen schieben und 30 Minuten backen.

# Bananen-Mandel-Kekse
# (ab dem 8. Monat)

**Zubereitungszeit:** 35 Minuten
**Haltbarkeit:** 2-4 Tage in der Keksdose
**Haltbarkeit in der Tiefkühltruhe:** 2 Wochen

## Zutaten für 10 Kekse:

2 EL Mandelmus
2 Bananen
5 EL zarte Haferflocken
175g Dinkelvollkornmehl
4 EL weiche Butter
Nach Geschmack etwas Vanille

## Zubereitung:

1. Heize als erstes den Ofen auf 175°C Ober/Unterhitze auf.

2. Verknete alle Zutaten zusammen in einer Schüssel zu einem geschmeidigen Teig.

3. Nun formst du kleine Kugeln aus dem Teig und legst sie auf ein Backblech, welches du mit Backpapier ausgelegt hast. Drücke die Kugeln mit einer Gabel etwas platt.

4. Schiebe die Kekse in den Ofen und backe sie 15 Minuten goldbraun aus.

# Bratapfel-Cookies
# (ab dem 8. Monat)

**Zubereitungszeit:** 30 Minuten
**Haltbarkeit im Kühlschrank:** 2-4 Tage
**Haltbarkeit in der Tiefkühltruhe:** 2 Wochen

## Zutaten für 15 Cookies:

150g Dinkelmehl
5 Äpfel
1 Ei
100g weiche Butter
1 EL zarte Haferflocken
1 TL Backpulver
1 EL Rosinen
1 Prise Zimt

## Zubereitung:

1. Schäle die Äpfel, entferne das Kerngehäuse und raspele sie mit der Reibe sehr fein.

2. Erhitze die Hälfte der Butter in einer Pfanne und dünste die Äpfel darin an. Bis es angenehm duftet.

3. Den Rest Butter mit dem Ei schaumig rühren. Dann Backpulver und Mehl mit einrühren.

4. Heize nun den Ofen auf 175°C Ober/Unterhitze vor und lege ein Backblech mit Backpapier aus.

5. Mische die Apfelmasse in den Teig und vermenge das Ganze mit dem Zimt und den Rosinen. Nimm nun zwei Löffel und setze 15 Häufchen auf das Blech.

6. In den Ofen geben und 12 Minuten backen.

# Brötchen mit Möhren (ab dem 8. Monat)

**Zubereitungszeit:** 1,5 Stunden
**Haltbarkeit:** 2-3 Tage im Brotkasten
**Haltbarkeit in der Tiefkühltruhe:** 2 Wochen

## Zutaten für 10 Brötchen:

200ml Möhrensaft
500g Dinkelvollkornmehl
1 Würfel Frischhefe

## Zubereitung:

1. Mach den Saft in einem Topf warm. Dann löse die Hefe darin auf.

2. Fülle die Flüssigkeit in eine Rührschüssel, dann nach und nach das Mehl hineinrühren. Gut verkneten.

3. Decke den Teig ab und lasse ihn 45 Minuten gehen.

4. In der Zwischenzeit kannst du den Ofen auf 175°C Ober/Unterhitze aufheizen und ein Blech mit Backpapier belegen.

5. Forme zehn Brötchen aus dem Teig und lege sie auf das Backblech. In den Ofen schieben und 15 Minuten backen.

# Kürbis-Muffins (ab dem 10. Monat)

**Zubereitungszeit:** 1 Stunde
**Haltbarkeit:** 2-3 Tage
**Haltbarkeit in der Tiefkühltruhe:** 2 Wochen

## Zutaten für 12 Muffins:

300g Hokkaidokürbis, das Fruchtfleisch
2 Eier
150g weiche Butter
100g Datteln
170g Dinkelvollkornmehl
1 TL Salz
1 TL Backpulver
1 TL Lebkuchengewürz

## Zubereitung:

1. Schneide das Fruchtfleisch klein. Dann koche Kürbis und Datteln so lange, bis alles weich ist. Ist das Obst gar, abschütten und pürieren.

2. Rühre Eier und die Butter schaumig. Füge Obstpüree, Mehl, Backpulver und Lebkuchengewürz hinzu und verknete alles zu einem Teig.

3. Heize den Ofen auf 190°C vor. Dann lege ein Muffin-Blech mit Förmchen aus.

4. Fülle in jedes Förmchen zwei Teelöffel Teig, schiebe das Blech in den Ofen und backe die Muffins für 25 Minuten.

# Süßer Apfel-Zimt-Auflauf (ab dem 10. Monat)

**Zubereitungszeit:** 45 Minuten
**Haltbarkeit im Kühlschrank:** 2 Tage
**Haltbarkeit in der Tiefkühltruhe:** 2 Wochen

## Zutaten für 1 Auflauf:

60g weiche Butter
6 Äpfel
150g Vollkornmehl
100g brauner Zucker
Butterflocken optional

## Zubereitung:

1. Den Backofen auf 200°C Ober/Unterhitze vorheizen.

2. Schäle die Äpfel, befreie sie vom Kerngehäuse und schneide sie klein. Dann fülle die Äpfel in eine Auflaufform.

3. Verrühre das Mehl mit Butter und Zucker, bis ein körniger Teig entstanden ist.

4. Gib den Teig über die Äpfel und verteile Butterflocken darauf

5. In den Ofen schieben und 25 Minuten backen.

# Nussschnecken mit Apfel (ab dem 10. Monat)

**Zubereitungszeit:** 45 Minuten
**Haltbarkeit im Kühlschrank:** 2 Tage
**Haltbarkeit in der Tiefkühltruhe:** 2 Wochen

## Zutaten für 10 Schnecken:

60ml Vollmilch
120g Dinkelmehl
3 EL Öl
1 TL Backpulver
150g Apfelmus
20g Rosinen
20g Nüsse, gemahlen

## Zubereitung:

1. Hacke für die Füllung die Rosinen mit einem Messer klein. Dann vermische Apfelmus, Rosinen und Nüsse miteinander.

2. Heize nun den Ofen auf 180°C Ober/Unterhitze vor und lege ein Backblech mit Backpapier aus.

3. Für den Teig mischst du Mehl, Milch, Backpulver und Öl zu einem geschmeidigen Teig und knetest ihn gut durch.

4. Rolle den Teig aus und bestreiche ihn mit der Füllung. Dann rolle den Teig auf.

5. Schneide ihn längs in gleichgroße Stücke. Dann verteile die Schnecken auf dem Backblech.

6. In den Ofen schieben und 20 Minuten goldbraun ausbacken.

# Baby-Apfelkuchen (ab dem 10. Monat)

**Zubereitungszeit:** 45 Minuten
**Haltbarkeit im Kühlschrank:** 2-3 Tage

## Zutaten für 1 Backblech:

125g Weizenmehl
125g Vollkornmehl
650ml Milch 3,5% Fett
2 Eier
1 Pk Vanillinzucker
2 Äpfel
1 EL weiche Butter
1 Prise Salz

## Zubereitung:

1. Heize den Ofen auf 200°C vor und Belege ein hohes Backblech mit Backpapier.

2. Mische Mehl, Salz, Vanillinzucker, Butter, Eier und die Milch zu einem Teig.

3. Schäle die Äpfel, schneide ihn klein und mische die Stücke unter den Teig.

4. Verteile den Teig gleichmäßig auf dem Backblech, dann in den Ofen schieben und 25 Minuten backen.

5. Nach der Backzeit auskühlen lassen und in kleine Stücke schneiden.

# Dattelkuchen (ab dem 12. Monat)

**Zubereitungszeit:** 1,5 Stunden
**Haltbarkeit:** 2-3 Tage

## Zutaten für 1 Kuchen:

300ml Milch 3,5% Fett
250g Datteln
100g weiche Butter
250g Apfelmus
75g gemahlene Mandeln
275g Dinkelmehl

## Zubereitung:

1. Weiche die Datteln in der Milch für 1 Stunde ein, dann pürieren.

2. Gib alle weiteren Zutaten zu der Dattelmilch und rühre das Ganze zu einem Teig.

3. Heize den Ofen auf 175°C Ober/Unterhitze vor und fette eine Kuchenform ein.

4. Fülle den fertigen teig in die Form und backe den Kuchen für 45 Minuten.

## Tipp:

Dieser Kuchen lässt sich wunderbar variieren!

# Baby-Lebkuchen (ab dem 12. Monat)

**Zubereitungszeit:** 50 Minuten
**Haltbarkeit im Kühlschrank:** 2-3 Tage

## Zutaten für 10-15 Lebkuchen:

4 Eier
200g gemahlene Mandeln
200g gemahlene Haselnüsse
160g Datteln
5 EL Orangensaft
2 TL Lebkuchengewürz
Zitronat optional

## Zubereitung:

1. Schlage die Eier auf, verrühre sie mit dem Saft und weiche die Datteln 20 Minuten darin ein. Im Anschluss fein pürieren.

2. Mandeln und Haselnüsse sowie Lebkuchengewürz dazugeben. Alles gut verkneten. Nach Belieben kannst du Zitronat dazugeben.

3. Feuchte deine Hände an und forme aus dem Teig kleine Kugeln. Diese legst du auf ein mit Backpapier ausgelegtes Backblech.

4. Schiebe die Lebkuchen für 25 Minuten bei 170°C Ober/Unterhitze in den Ofen.

# Karottenwaffeln (ab dem 12. Monat)

**Zubereitungszeit:** 40 Minuten
**Haltbarkeit im Kühlschrank:** 2 Tage
**Haltbarkeit in der Tiefkühltruhe:** 2 Wochen

## Zutaten für 8 Waffeln:

100g Dinkelmehl
300ml Mineralwasser
300g Möhren
100g Grieß
50g weiche Butter
2 Eier
80g Parmesan

## Zubereitung:

1. Zuerst die Butter schaumig rühren, dann die Eier hinzufügen und untermischen.

2. Die Möhren werden geschält und fein geraspelt.

3. Mische nun alle Zutaten zusammen zu einem Waffelteig.

4. Heize das Waffeleisen vor und gib den Teig portionsweise hinein.

5. Goldbraun ausbacken.

# Müsli-Muffins (ab dem 10. Monat)

**Zubereitungszeit:** 35 Minuten
**Haltbarkeit im Kühlschrank:** 2 Tage

## Zutaten für 12 Muffins:

250g zarte Haferflocken
2 reife Bananen, zerdrückt
250mlMilch 3,5% Fett
80ml Rapsöl
½ Pk Backpulver

## Zubereitung:

1. Heize den Ofen auf 200°C Ober/Unterhitze vor und lege ein Muffin-Blech mit Förmchen aus.

2. Mische alle Zutaten zu einem Teig zusammen und verteile den Teig gleichmäßig in die Förmchen.

3. Die Muffins in den Ofen schieben und für 25 Minuten backen.

# Zuckerfreie Vanillekipferl (ab dem 10. Monat)

**Zubereitungszeit:** 1,5 Stunden
**Haltbarkeit:** 1 Woche in der Keksdose

## Zutaten für 20 Kipferl:

150g weiche Butter
200g Dinkelmehl
100g gemahlene Mandeln
Mark einer Vanilleschote

## Zubereitung:

1. Knete alle Zutaten zu einem Teig zusammen. Diesen wickelst du in Frischhaltefolie und legst ihn für 1 Stunde in den Kühlschrank.

2. Heize den Ofen auf 180°C Ober/Unterhitze vor und lege ein Backblech mit Backpapier aus.

3. Schneide den Teig in gleichgroße Stücke und forme daraus Kipferl. Diese auf das Backblech legen.

4. Für 10 Minuten in den Ofen schieben und nach der Backzeit gut auskühlen lassen.

# Apfelmus-Zipfel (ab dem 8. Monat)

**Zubereitungszeit:** 50 Minuten
**Haltbarkeit im Kühlschrank:** 2 Tage

## Zutaten für etwa 10 Zipfel:

200g Quark
200g Dinkelmehl
200g weiche Butter
200g zuckerfreies Apfelmus

## Zubereitung:

1. Knete aus Quark, Butter und Mehl einen Teig und stelle ihn 15 Minuten in den Kühlschrank.

2. Nun den Teig ausrollen und in 5x5cm große Quadrate schneiden.

3. Platziere nun auf jedem Quadrat etwa 1 TL Apfelmus, dann zu Dreiecken einklappen und an den Rändern festdrücken.

4. Heize den Ofen vor und lege die Zipfel auf ein mit Backpapier ausgelegtes Backblech.

5. Dann in den Ofen schieben und 15 Minuten ausbacken.

# Bananenbrot (ab dem 10. Monat)

**Zubereitungszeit:** 1,5 Stunden
**Haltbarkeit im Kühlschrank:** 2 Tage

## Zutaten für 1 Brot:

400g Dinkelmehl
1 Pk Trockenhefe
2 Bananen
50ml Rapsöl
150ml warmes Wasser
4 EL Samen nach Wahl

## Zubereitung:

1. Schäle die Banane und drücke sie mit einer Gabel zu Mus.

2. Knete aus allen Zutaten einen glatten Teig und fülle diesen in eine Kastenform. Mit einem Tuch abdecken und 1 Stunde gehen lassen.

3. Heize den Ofen auf 200°C vor.

4. Nach der Gehzeit das Brot in den Ofen schieben und 45 Minuten backen.

5. Herausnehmen und auskühlen lassen.

# Erdbeerkekse (ab dem 8. Monat)

**Zubereitungszeit:** 45 Minuten
**Haltbarkeit im Kühlschrank:** 2 Tage
**Haltbarkeit in der Tiefkühltruhe:** 2 Wochen

## Zutaten für 30 Kekse:

80g Dinkelvollkornmehl
80g zarte Haferflocken
70g Butter
400g Erdbeeren

## Zubereitung:

1. Putze die Erdbeeren und püriere sie fein. Dann mische sie mit der Butter.

2. Mehl und Haferflocken vermengen, dann mit der Erdbeer-Butter-Masse zu einem Teig verrühren.

3. Forme aus dem Teig kleine Kugel, drapiere sie auf einem mit Backpapier ausgelegtem Backblech und drücke sie etwas fest.

4. Den Backofen auf 180°C Ober/Unterhitze vorheizen und die Kekse für 20 Minuten ausbacken.

# Baby-Möhrenkuchen (ab dem 10. Monat)

**Zubereitungszeit:** 1,5 Stunden
**Haltbarkeit im Kühlschrank:** 2 Tage

## Zutaten für 1 Kuchen:

400g Vollkornmehl
1Ph Backpulver
200g Rohrohrzucker
2000ml Rapsöl
400g Möhren
1 Zitrone, Saft und Abrieb
1 TL Zimt

## Zubereitung:

1. Schäle als erstes die Möhren und rasple sie mit der Küchenreibe fein.

2. Dann gibst du alle Zutaten in eine Rührschüssel und vermengst sie mit dem Rührgerät zu einem Teig.

3. In eine gefettete Springform geben und bei 180°C Ober/Unterhitze für 50 Minuten backen.

# Baby-Linsenwaffeln (ab dem 7. Monat)

**Zubereitungszeit:** Minuten
**Haltbarkeit im Kühlschrank:** 2 Tage
**Haltbarkeit in der Tiefkühltruhe:** 2 Wochen

## Zutaten für 4 Portionen:

100g Weizenvollkornmehl
50g Weizenmehl 405
100g getrocknete Linsen
80ml Rapsöl
½ TL Backpulver
125ml Milch 3,5% Fett
150g Joghurt, Natur

## Zubereitung:

1. Koche die Linsen in genügend Wasser bissfest. Abschütten und auskühlen lassen.

2. Nun alle restlichen Zutaten zu einem glatten Teig verrühren und die Linsen unterheben.

3. Erhitze das Waffeleisen, dann portionsweise Teig darauf verteilen und ausbacken.

# Birnenkekse (ab dem 8. Monat)

**Zubereitungszeit:** 20 Minuten
**Haltbarkeit:** 2-4 Tage

## Zutaten für 15 Kekse:

50ml Birnen-Dicksaft
150g Dinkel-Vollkornmehl
100g weiche Butter

## Zubereitung:

1. Mische alle Zutaten zu einem Teig zusammen.
2. Heize den Ofen auf 160°C Ober/Unterhitze vor.
3. Nimm 2 Löffel und gib 15 Teigklekse auf ein mit Backpapier ausgelegtes Backblech.
4. In den Ofen schieben und 15 Minuten backen.

# Haferbrötchen mit Apfel (ab dem 10. Monat)

**Zubereitungszeit:** 1,5 Stunden
**Haltbarkeit:** 2-4 Tage

## Zutaten für 20 Brötchen:

100g weiche Butter
2 Äpfel
300g Mehl
200g zarte Haferflocken
4 EL Honig
120ml Apfelsaft
½ Würfel Hefe

## Zubereitung:

1. Schäle die Äpfel und schneide sie in kleine Würfel.

2. Butter schmelzen und zusammen mit dem Honig und dem Apfelsaft vermengen.

3. Hefe, Haferflocken und Mehl vermischen und die nun flüssigen Zutaten untermischen. Das Ganze zu einem Teig kneten und zum Schluss die Äpfel unterheben.

4. Stelle den Teig an einen warmen Ort und lasse ihn ½ Stunde gehen.

5. Nach der Gehzeit formst du aus dem Teig 20 Brötchen. Lege sie auf ein mit Backpapier ausgelegtes Backblech, schieb sie in den vorgeheizten Ofen du backe sie bei 200°C Ober/Unterhitze für 20 Minuten.

# BONUS: BABY LED WEANING – ALTERNATIVE ZUR HERKÖMMLICHEN BEIKOST

Nach der Entwöhnung gibt es für die meisten Eltern nur einen richtigen Weg, ihr Kind an Nahrungsmittel heranzuführen, nämlich über den Brei. Doch schon seit geraumer Zeit gibt es einen Trend, von dem viele Eltern begeistert sind. Beim Baby Led Weaning wird die Beikost nicht durch Brei eingeführt. Das Baby nimmt seine Mahlzeit von der Hand in den Mund. Die Lebensmittel werden so zubereitet, dass dein Kind auch die natürliche Beschaffenheit seiner Nahrung mit den Händen befühlen kann und selbst auswählt, was es essen will und was nicht.

Alles, was dein Baby gut in die Hand nehmen kann, eignet sich für BLW. Beispielsweise Obst in handliche Scheiben geschnitten oder gegartes Gemüse.

## VOR- UND NACHTEILE

Der offensichtliche Vorteil beim Baby Lead Weaning besteht wohl darin, dass dein Baby schon sehr früh lernt, mit den unterschiedlichen Lebensmitteln umzugehen. Es lernt die meisten Lebensmittel in seiner natürlichen Form kennen. So bildet sich der individuelle Geschmack deines Kindes. Auch wird die natürliche Neugier deines Babys auf Essen geweckt. Es wird die Nahrung, die du ihm anbietest, mit allen Sinnen erkunden und ausprobieren.

Doch es gibt auch Nachteile. Zum einen musst du beim BLW immer mit jeder Menge Sauerei rund um den Essplatz rechnen. Es wird viel daneben gehen, wenn sich dein Kind allein bedient. Aber sieh es gelassen. Dein Kind wird mit der Zeit lernen, das Essen nicht auf dem Boden zu verteilen, sondern in den Mund zu stecken.

Auch ist es am Anfang schwierig, deinem Baby durch die Nahrung alle notwendigen Nährstoffe zuzuführen. Das bedeutet, dass du nicht so schnell von der Milchnahrung wegkommst, sondern in der Regel mehr zufüttern musst.

Doch wenn du dich auf die Alternative einlässt, kann es für dich und dein Kind zu einem kleinen Abenteuer werden. Auch lässt sich BLW mit der herkömmlichen Beikost wunderbar kombinieren. Probiere einfach aus, was für dich und dein Baby am besten ist.

# Weiche Gemüsesticks (ab dem 4. Monat)

**Zubereitungszeit:**
**Haltbarkeit im Kühlschrank:** 2 Tage

## Zutaten für 1 Portion:

2 Möhren
2 Pastinaken
Oder anderes Gemüse, das sich gut halten lässt

## Zubereitung:

1. Das Gemüse schälen, in handliche Sticks schneiden und in kochendem Wasser garen, bis es bissfest ist.

2. Abschütten und auskühlen lassen, so dass es dein Kind gut in der Hand halten kann, ohne sich zu verbrennen.

# Mais-Brokkoli-Puffer (ab 12 Monate)

**Zubereitungszeit:** 25 Minuten
**Haltbarkeit im Kühlschrank:** 2 Tage
**Haltbarkeit in der Tiefkühltruhe:** 2 Wochen

## Zutaten für 10 Puffer:

1 kleine Dose Mais
2-3 EL Vollkornmehl
300g Brokkoli
30g geriebener Parmesan
2 Eier
2 EL Öl

## Zubereitung:

1. Als erstes den Brokkoli gut waschen und kleine raspeln.
2. Den Mais in ein Sieb abschütten, ggf. auch kurz zerkleinern.
3. Alle Zutaten vermengen und mit feuchten Händen zu 10 Puffern formen.
4. Die Puffer in einer heißen Pfanne mit Öl von beiden Seiten anbraten.
5. Auskühlen lassen und deinem Kind servieren.

# Brokkoli-Stangen (ab dem 6. Monat)

**Zubereitungszeit:** 45 Minuten
**Haltbarkeit im Kühlschrank:** 2 Tage
**Haltbarkeit in der Tiefkühltruhe:** 2 Wochen

## Zutaten für 16 Stangen:

100g Dinkelvollkornmehl
250g Brokkoli
1 Ei
50ml Öl

## Zubereitung:

1. Heize deinen Ofen auf 180°C vor. Dann lege ein Backblech mit Backpapier aus.

2. Wasche den Brokkoli und schneide ihn grob in Stücke. Dann mit dem Stabmixer pürieren.

3. Alle Zutaten zusammen mischen und gut verkneten.

4. Mache deine Hände feucht und forme handliche Stangen. Diese legst du auf das Backblech.

5. Im Ofen 30 Minuten backen. Herausnehmen und auskühlen lassen.

# Gefüllte Hackfleischbrötchen (ab dem 8. Monat)

**Zubereitungszeit:** 40 Minuten
**Haltbarkeit im Kühlschrank:** 2 Tage
**Haltbarkeit in der Tiefkühltruhe:** 2 Wochen

## Zutaten für 16 Brötchen:

500g gemischtes Hackfleisch
1 Pk Trockenhefe
250g Quark
370g Dinkelmehl
60ml Wasser, lauwarm
2 Eier
200g Dinkelvollkornmehl
2 El Rapsöl

## Zubereitung:

1. Für die Brötchen mischst du die Hefe ins Wasser, dann Quark und Eier einrühren. Anschließend beide Mehlsorten untermischen und alles zu einem Teig verkneten. 1 Stunde an einem warmen Ort gehen lassen.

2. Brate das Hackfleisch in einer heißen Pfanne mit dem Öl krümelig an. Nach Geschmack etwas Oregano dazugeben.

3. Heize den Ofen auf 200°C Ober/Unterhitze vor und belege ein Backblech mit Backpapier.

4. Forme 16 gleich große Brötchen aus dem Teig. Rolle sie aus und fülle sie mit dem Hackfleisch. Verschließen und zu Kugeln formen.

5. Mit der Naht nach unten auf das Blech legen und bei 20 Minuten in den Ofen schieben.

# Hirsebällchen (ab dem 5. Monat)

**Zubereitungszeit:** 40 Minuten
**Haltbarkeit im Kühlschrank:** 2 Tage
**Haltbarkeit in der Tiefkühltruhe:** 2 Wochen

## Zutaten für 30 Bällchen:

120g Möhren, fein geraspelt
450ml Wasser
130g Hirse
60g Dinkelmehl
1 Ei
40g zarte Haferflocken

## Zubereitung:

1. Bringe das Wasser zum Kochen und rühre die Hirse hinein. Bei geringer Hitze 20 Minuten quellen lassen, ab und zu umrühren.

2. Vom Herd nehmen und auskühlen lassen. Dann die restlichen Zutaten untermischen.

3. Forme aus der Masse 30 Bällchen. Bringe Wasser in einem Topf zum Kochen, dann die Bällchen hineingeben und so lange kochen, bis sie oben schwimmen. Das dauert ungefähr 5 Minuten.

4. Hole die Bällchen heraus und lass sie gut abtropfen.

## Tipp:

Perfekt zum Mitnehmen!

# Zucchini-Scheiben paniert (ab dem 8. Monat)

**Zubereitungszeit:** 45 Minuten
**Haltbarkeit im Kühlschrank:** 2 Tage
**Haltbarkeit in der Tiefkühltruhe:** 2 Wochen

## Zutaten für 4 Portionen:

5 EL Semmelbrösel
1 Zucchini
40g Parmesan, gerieben
3 EL Mehl
Etwas Bratöl
½ Becher Schmand
Getrockneter Thymian

## Zubereitung:

1. Wasche die Zucchini und schneide sie in kleine Scheiben.

2. Zum Panieren bereite 3 Teller vor: 1 Teller mit Mehl, 1 Teller mit Ei und 1 Teller mit Semmelbrösel und Parmesan.

3. Wende die Scheiben erst in Ei, dann in Mehl und zum Schluss in der Semmelbrösel-Mischung.

4. Erhitze die Pfanne mit etwas Öl und brate die Zucchinischeiben darin von beiden Seiten gleichmäßig an. Sie sollten knusprig sein.

5. Auf einem Küchenkrepp abtropfen lassen.

6. Den Schmand mit dem Thymian als Dip servieren.

# Pommes aus Pastinaken (ab dem 6. Monat)

**Zubereitungszeit:** 45 Minuten
**Haltbarkeit im Kühlschrank:** 5 Tage
**Haltbarkeit in der Tiefkühltruhe:** 2 Wochen

## Zutaten für 4 Portionen:

1 EL Polenta
250g Pastinaken
1 EL Rapsöl

## Zubereitung:

1. Schäle die Pastinaken und schneide sie in 4cm lange Stifte mit einer Breite von 1 cm.

2. Mische sie mit dem Öl und der Polenta in einer Schüssel, bis alle Sticks mit der Polenta überzogen sind.

3. Heize den Ofen auf 220°C Ober/Unterhitze vor.

4. Verteile die Pommes auf einem mit Backpapier ausgelegten Backblech, dann in den Ofen schieben und für 30 Minuten ausbacken.

# Polenta-Ecken (ab dem 6. Monat)

**Zubereitungszeit:** 35 Minuten
**Haltbarkeit im Kühlschrank:** 2 Tage
**Haltbarkeit in der Tiefkühltruhe:** 2 Wochen

## Zutaten für 4 Portionen:

550ml Wasser
200g Polenta
Nach Bedarf getrocknete Kräuter
1 Handvoll Parmesan, gerieben
Etwas Butter

## Zubereitung:

1. Koche das Wasser in einem Topf und rühre die Polenta hinein. Erst aufkochen, dann vom Herd nehmen und 5 Minuten quellen lassen.

2. Mische nun die Kräuter, die Butter und den Parmesan darunter.

3. Lege ein Backblech mit Backpapier aus und verteile die Masse gleichmäßig darauf.

4. Lasse das Ganze gut auskühlen. Wenn die Masse fest ist, schneidest du sie in kleine Ecken.

5. Erhitze eine Pfanne mit etwas Öl und brate die Ecken kurz von beiden Seiten an.

# Nudelsalat (ab dem 10. Monat)

**Zubereitungszeit:** 20 Minuten
**Haltbarkeit im Kühlschrank:** 2 Tage

## Zutaten für 4 Portionen:

250g Vollkorn-Spiralnudeln
1 Zucchini
1 Dose Mais
Etwas Oregano
Etwas Käse
Etwas Rapsöl

## Zubereitung:

1. Koche die Nudeln nach Anleitung gar. Abschütten, und auskühlen lassen.

2. Die Zucchini in feine Stifte schneiden, den Mais leicht zerdrücken.

3. Alles in eine Schüssel geben, mit dem Öl und dem Oregano beträufeln. Den Käse darüber reiben und gut vermengen.

# Kartoffel-Pfannkuchen (ab dem 8. Monat)

**Zubereitungszeit:** 45 Minuten
**Haltbarkeit im Kühlschrank:** 2 Tage
**Haltbarkeit in der Tiefkühltruhe:** 2 Wochen

## Zutaten für 4 Portionen:

500g Kartoffeln
½ Zwiebel
10g Haferflocken
10g Stärke
1 EL Zitronensaft
1 Ei

## Zubereitung:

1. Schäle die Kartoffeln und reibe sie sehr fein. Die Zwiebel wird geschält und sehr fein gewürfelt.

2. Gib alle Zutaten in eine Schüssel. Gut miteinander vermischen.

3. Forme aus dem teig kleine Pfannkuchen.

4. Gib etwas Öl in eine Pfanne und brate die Pfannkuchen 5 Minuten auf jeder Seite gut an.

5. Schmeckt besonders gut mit Apfelmus

# Hackfleisch-Muffins mit Zucchini (ab dem 9. Monat)

**Zubereitungszeit:** 45 Minuten
**Haltbarkeit im Kühlschrank:** 2 Tage
**Haltbarkeit in der Tiefkühltruhe:** 2 Wochen

## Zutaten für 15 Muffins:

200g Zucchini
70g Maismehl
10g Semmelbrösel
20g Maisstärke
250g Rinderhackfleisch
2 TL Backpulver

## Zubereitung:

1. Schäle als erstes die Zucchini und raspele sie mit der Küchenreibe fein.
2. Gib das Hackfleisch, Maismehl, Stärke, Semmelbrösel und Backpulver dazu und verknete alles.
3. Heize den Ofen auf 175°C Ober/Unterhitze vor.
4. Fülle nun die fertige Masse portionsweise in 15 Muffin-Förmchen oder ein Muffinblech.
5. In den Ofen schieben und 20-30 Minuten backen.

# Hähnchen-Nuggets mit Brokkoli (ab dem 9. Monat)

**Zubereitungszeit:** 30 Minuten
**Haltbarkeit im Kühlschrank:** 2 Tage
**Haltbarkeit in der Tiefkühltruhe:** 2 Wochen

## Zutaten für 20 Nuggets:

160g fertig gegarter Brokkoli
130g Semmelbrösel
130g Hähnchenbrustfilet
3 EL Rapsöl
150g Gouda, gerieben
2 TL Backpulver
5 EL Wasser

## Zubereitung:

1. Heize deinen Ofen auf 180°C Ober/Unterhitze vor und belege dein Backblech mit Backpapier.
2. Schneide den gegarten Brokkoli in kleine Stücke, dann zusammen mit Semmelbrösel und Käse in eine Schüssel geben.
3. Nun das Hähnchen klein schneiden und ebenfalls in die Schüssel geben, Öl und Wasser hinzufügen und das Ganze mit dein Händen durchmischen.
4. Wenn die fertige Masse noch nicht klebrig genug ist, noch löffelweise etwas mehr Wasser hinzugeben.
5. Forme nun aus der Masse kleine Nuggets und lege sie auf das Backblech.
6. In den Ofen schieben und für 25 Minuten goldbraun backen.

# Baby-Frikadellen (ab dem 8. Monat)

**Zubereitungszeit:** 40 Minuten
**Haltbarkeit im Kühlschrank:** 2 Tage
**Haltbarkeit in der Tiefkühltruhe:** 2 Wochen

## Zutaten für 10 kleine Frikadellen:

250g gemischtes Hackfleisch
2 EL Semmelbrösel
1 Ei

## Zubereitung:

1. Gib alle Zutaten in eine Schüssel und mische sie gut durch.

2. Forme aus der Masse 10 kleine Frikadellen.

3. Heize deinen Ofen auf 200°C Ober/Unterhitze vor.

4. Lege die fertigen Frikadellen auf ein mit Backpapier ausgelegtes Backblech, dann in den Ofen schieben und 20 Minuten backen.

# Kartoffel-Pommes aus dem Ofen (ab dem 6. Monat)

**Zubereitungszeit:** 30 Minuten
**Haltbarkeit im Kühlschrank:** 2 Tage
**Haltbarkeit in der Tiefkühltruhe:** 2 Wochen

## Zutaten für 4 Portionen:

2 Kartoffeln
1 Süßkartoffel
2 EL Rapsöl
Etwas Rosmarin

## Zubereitung:

1. Die beiden Kartoffelsorten schälen. Dann in handliche Sticks schneiden.

2. In einer Schüssel die Kartoffel-Sticks mit dem Öl und den Kräutern mischen, anschließend auf einem Backblech mit Backpapier verteilen.

3. Den Ofen auf 220°C Ober/Unterhitze vorheizen und das Blech hineinschieben.

4. Für 20 Minuten backen.

# Waffeln mit Avocado (ab dem 6. Monat)

**Zubereitungszeit:** 40 Minuten
**Haltbarkeit im Kühlschrank:** 2 Tage
**Haltbarkeit in der Tiefkühltruhe:** 2 Wochen

## Zutaten für 14 kleine Waffeln:

200g Avocado, das Fruchtfleisch
1 TL Natron
4 EL Zitronensaft
2 Eier
2 TL Backpulver
250g Dinkelmehl
70ml Mineralwasser

## Zubereitung:

1. Zerquetsche das Fruchtfleisch der Avocado und verrühre es zusammen mit dem Natron und dem Zitronensaft.

2. Schlage die Eier schaumig und rühre die Avocado, das Mehl, Backpulver sowie Mineralwasser hinein.

3. Heize das Waffeleisen vor und gib pro Waffel 2 EL Teig hinein.

4. Goldbraun ausbacken.

# Kroketten (ab dem 7. Monat)

**Zubereitungszeit:** 1,5 Stunden
**Haltbarkeit im Kühlschrank:** 2 Tage
**Haltbarkeit in der Tiefkühltruhe:** 2 Wochen

## Zutaten für 25 Kroketten:

400g Süßkartoffeln
200g Möhren
70g rote Linsen
70g geriebener Käse
30g Belugalinsen
250ml Wasser
1 Ei
20g Semmelbrösel

## Zubereitung:

1. Schäle das Gemüse und schneide es in kleine Stücke. In einer Pfanne mit etwas Öl andünsten.

2. Die Linsen kurz mit Wasser abbrausen, dann in die Pfanne hinzugeben und kurz weiterdünsten. Dann mit dem Wasser löschen und 25 Minuten garen.

3. Nach der Garzeit vom Herd nehmen und fein stampfen. Im Anschluss Käse, Brösel und Ei hineingeben und vermengen.

4. Heize den Ofen auf 200°C Ober/Unterhitze vor.

5. Nun forme aus der Masse handliche Kroketten und drapiere diese auf einem mit Backpapier ausgelegtem Backblech.

6. In den Ofen schieben und 30-40 Minuten backen.

# Ofengemüse (ab dem 6. Monat)

**Zubereitungszeit:** 40 Minuten
**Haltbarkeit im Kühlschrank:** 2 Tage
**Haltbarkeit in der Tiefkühltruhe:** 2 Wochen

## Zutaten für 4 Portionen:

1 Hokkaidokürbis
1 Zucchini
2 Kartoffeln

## Zubereitung:

1. Lege ein Backblech mit Backpapier aus und heize den Ofen auf 170°C Ober/Unterhitze vor.

2. Nun den Kürbis schälen und entkernen, dann in handliche Stücke schneiden.

3. Die Kartoffeln schälen und stiften.

4. Die Zucchini ebenfalls schälen und in Sticks schneiden.

5. Verteile das Gemüse auf dem Backblech, in den Ofen schieben und 15-20 Minuten garen, bis das Gemüse weich ist.

# Pizzaschnecken (ab dem 10. Monat)

**Zubereitungszeit:** 35 Minuten
**Haltbarkeit im Kühlschrank:** 2 Tage
**Haltbarkeit in der Tiefkühltruhe:** 2 Wochen

## Zutaten für 15 Schnecken:

1 fertiger Pizzateig
5 EL passierte Tomaten
2 Handvoll geriebener Käse
100g Schinken, klein geschnitten

## Zubereitung:

1. Heize den Ofen auf 200°C Ober/Unterhitze vor.

2. Rolle den fertigen Pizzateig aus und bestreiche ihn mit der Tomatensauce

3. Belege die Pizza mit Schinken und Käse. Dann rolle den Teig eng auf und schneide muffinformgroße Stücke ab.

4. Diese Stücke in die gefettete Muffinform legen, das Ganze in den Ofen schieben und 15 Minuten backen.

# Milchreis-Ecken

**Zubereitungszeit:** 1 Stunde
**Haltbarkeit im Kühlschrank:** 2 Tage
**Haltbarkeit in der Tiefkühltruhe:** 2 Wochen

## Zutaten für 4 Portionen:

250g Milchreis
500ml Milch 3,5% Fett
1 geriebener Apfel
Etwas Zimt

## Zubereitung:

1. Koche den Milchreis in der Milch nach Anleitung, bis er ganz weich ist.

2. Nach der Garzeit den geriebenen Apfel und den Zimt untermischen.

3. Bestreiche ein mit Backpapier ausgelegtes Backblech mit dem Milchreis. Die Masse reicht etwa für ½ Blech.

4. Dann das Backblech in den vorgeheizten Ofen bei 175°C Ober/Unterhitze schieben und 20 Minuten backen.

5. Herausnehmen, abkühlen lassen und in handliche Stücke schneiden.

# Möhren-Pfannkuchen (ab dem 10.Monat)

**Zubereitungszeit:** 30 Minuten
**Haltbarkeit im Kühlschrank:** 2 Tage
**Haltbarkeit in der Tiefkühltruhe:** 2 Wochen

## Zutaten für 4 Portionen:

125g Dinkelmehl
180ml Milch 3,5% Fett
2 Eier
650g Möhren

## Zubereitung:

1. Die Möhren schälen und fein reiben.

2. Mehl, Milch und Eier zu einem Teig rühren, dann die Möhren untermischen.

3. Erhitze etwas Öl in einer Pfanne und backe die Pfannkuchen portionsweise goldbraun aus.

# HAFTUNGSAUSSCHLUSS

Der Inhalt dieses Buches wurde mit großer Sorgfalt geprüft und erstellt. Für sämtliche Inhalte kann jedoch keine Garantie übernommen werden. Dies gilt weder für die Richtigkeit, Vollständigkeit, noch Aktualität der Inhalte. Alle enthaltenen Informationen basieren lediglich auf der eigenen Meinung und persönlichen Erfahrung des Autors.

Der Inhalt darf keinesfalls als medizinische Hilfe gesehen werden. Für selbstverursachte Schäden und Fehlhandlung des Lesers wird daher keine juristische Haftung seitens des Autors übernommen.

Zudem garantiert der Autor keinerlei Erfolge mit den im Buch erwähnten Informationen, da diese wie oben genannt nur auf persönlicher Erfahrung des Autors basieren und lediglich als Unterhaltung dienen sollen. Die Verantwortung für die im Buch beschriebenen Ziele liegt einzig und allein beim Leser selbst.

Gleichzeitig wird keine Haftung für die im Buch angegebenen Quellen und externen Webseiten übernommen. Für all diese Inhalte ist einzig und allein der jeweilige Webseitenbetreiber verantwortlich, weshalb der Autor automatisch von einer Haftung ausgeschlossen ist.

# IMPRESSUM


1. Auflage 2021

Kontakt: Maury Pena, Karlstr. 22, 71229 Leonberg
Covergestaltung: fiverr

Printed in Poland
by Amazon Fulfillment
Poland Sp. z o.o., Wrocław

37649889R00125